Estimulação das habilidades pragmáticas

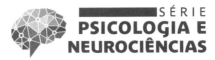

EDITORES DA SÉRIE
Cristiana Castanho de Almeida Rocca
Telma Pantano
Antonio de Pádua Serafim

Estimulação das habilidades pragmáticas

AUTORAS
Márcia Terezinha Nunes Otsubo
Cristiana Castanho de Almeida Rocca
Telma Pantano

Copyright © Editora Manole Ltda., 2020, por meio de contrato com os editores e as autoras.

A edição desta obra foi financiada com recursos da Editora Manole Ltda., um projeto de iniciativa da Fundação Faculdade de Medicina em conjunto e com a anuência da Faculdade de Medicina da Universidade de São Paulo – FMUSP.

Logotipos *Copyright* © Faculdade de Medicina da Universidade de São Paulo
Copyright © Hospital das Clínicas – FMUSP
Copyright © Instituto de Psiquiatria

Editora gestora: Sônia Midori Fujiyoshi
Editora: Juliana Waku
Projeto gráfico: Departamento Editorial da Editora Manole
Capa: Ricardo Yoshiaki Nitta Rodrigues
Ilustrações: Freepik, iStockphoto, Isabel Cardoso, Patrícia Otsubo

CIP-BRASIL. CATALOGAÇÃO NA PUBLICAÇÃO
SINDICATO NACIONAL DOS EDITORES DE LIVROS, RJ

N926e

Otsubo, Márcia Terezinha Nunes
Estimulação das habilidades pragmáticas / Márcia Terezinha Nunes Otsubo, Cristiana Castanho de Almeida Rocca, Telma Pantano ; editores Cristiana Castanho de Almeida Rocca, Telma Pantano, Antonio de Pádua Serafim ; [ilustração Isabel Cardoso, Patrícia Otsubo]. - 1. ed.: Manole, 2020.
23 cm. (Psicologia e neurociências)

Inclui bibliografia e índice
ISBN 978-65-5576-043-9

1. Neuropsicologia pediátrica. 2. Distúrbios da cognição em crianças. 3. Crianças com distúrbios da aprendizagem. 4. Crianças com deficiências do desenvolvimento. 5. Terapia cognitiva. I. Rocca, Cristiana Castanho de Almeida. II. Pantano, Telma. III. Serafim, Antonio de Pádua. IV. Cardoso, Isabel. V. Otsubo, Patrícia. VI. Título. VII. Série.

| 20-64497 | CDD: 618.928 |
| | CDU: 616.89-008.434-053.2 |

Leandra Felix da Cruz Candido - Bibliotecária - CRB-7/6135

Todos os direitos reservados.
Nenhuma parte deste livro poderá ser reproduzida, por qualquer processo, sem a permissão expressa dos editores. É proibida a reprodução por fotocópia.
A Editora Manole é filiada à ABDR – Associação Brasileira de Direitos Reprográficos.

1ª edição – 2020; 1ª reimpressão – 2022; 2ª reimpressão – 2024

Editora Manole Ltda.
Alameda Rio Negro, 967, conj. 717
Alphaville Industrial – Barueri – SP - Brasil
CEP: 06454-000
Fone: (11) 4196-6000
www.manole.com.br | https://atendimento.manole.com.br/

Impresso no Brasil
Printed in Brazil

EDITORES DA
SÉRIE PSICOLOGIA E NEUROCIÊNCIAS

Cristiana Castanho de Almeida Rocca
Psicóloga Supervisora do Serviço de Psicologia e Neuropsicologia, e em atuação no Hospital Dia Infantil do Instituto de Psiquiatria do Hospital das Clínicas da Faculdade de Medicina da Universidade de São Paulo (IPq-HCFMUSP). Mestre e Doutora em Ciências pela FMUSP. Professora Colaboradora na FMUSP e Professora nos cursos de Neuropsicologia do IPq-HCFMUSP.

Telma Pantano
Fonoaudióloga e Psicopedagoga do Serviço de Psiquiatria Infantil do Hospital das Clínicas da Faculdade de Medicina da Universidade de São Paulo (HCFMUSP). Vice-coordenadora do Hospital Dia Infantil do Instituto de Psiquiatria do HCFMUSP e especialista em Linguagem. Mestre e Doutora em Ciências e Pós-doutora em Psiquiatria pela FMUSP. Master em Neurociências pela Universidade de Barcelona, Espanha. Professora e Coordenadora dos cursos de Neurociências e Neuroeducação pelo Centro de Estudos em Fonoaudiologia Clínica.

Antonio de Pádua Serafim
Diretor Técnico de Saúde do Serviço de Psicologia e Neuropsicologia e do Núcleo Forense do Instituto de Psiquiatria do Hospital das Clínicas da Faculdade de Medicina da Universidade de São Paulo (IPq-HCFMUSP). Professor Colaborador do Departamento de Psiquiatria da FMUSP. Professor do Programa de Neurociências e Comportamento do Instituto de Psicologia da Universidade de São Paulo (IPUSP). Professor do Programa de Pós-Graduação em Psicologia da Saúde da Universidade Metodista de São Paulo (UMESP).

AUTORAS

Márcia Terezinha Nunes Otsubo
Fonoaudióloga e Enfermeira com especialização em Motricidade Oral com enfoque hospitalar pelo Centro de Especialização em Fonoaudiologia Clínica (CEFAC) São Paulo. Especialista em Neuroeducação pelo CEFAC São Paulo. Especialista em Equipe Multidisciplinar com enfoque em Saúde Mental pelo Instituto de Psiquiatria do Hospital das Clínicas da Faculdade de Medicina da Universidade de São Paulo (IPq-HCFMUSP). Formação em Reabilitação Neuropsicológica pelo Centro de Estudos de Neurologia Prof. Dr. Antonio Branco Lefèvre – Divisão de Clínica Neurológica do HCFMUSP.

Cristiana Castanho de Almeida Rocca
Psicóloga Supervisora do Serviço de Psicologia e Neuropsicologia, e em atuação no Hospital Dia Infantil do Instituto de Psiquiatria do Hospital das Clínicas da Faculdade de Medicina da Universidade de São Paulo (IPq-HCFMUSP). Mestre e Doutora em Ciências pela FMUSP. Professora Colaboradora na FMUSP e Professora nos cursos de Neuropsicologia do IPq-HCFMUSP.

Telma Pantano
Fonoaudióloga e Psicopedagoga do Serviço de Psiquiatria Infantil do Hospital das Clínicas da Faculdade de Medicina da Universidade de São Paulo (HCFMUSP). Vice-coordenadora do Hospital Dia Infantil do Instituto de Psiquiatria do HCFMUSP e especialista em Linguagem. Mestre e Doutora em Ciências e Pós-doutora em Psiquiatria pela FMUSP. Master em Neurociências pela Universidade de Barcelona, Espanha. Professora e Coordenadora dos cursos de Neurociências e Neuroeducação pelo Centro de Estudos em Fonoaudiologia Clínica.

Durante o processo de edição desta obra, foram tomados todos os cuidados para assegurar a publicação de informações técnicas, precisas e atualizadas conforme lei, normas e regras de órgãos de classe aplicáveis à matéria, incluindo códigos de ética, bem como sobre práticas geralmente aceitas pela comunidade acadêmica e/ou técnica, segundo a experiência do autor da obra, pesquisa científica e dados existentes até a data da publicação. As linhas de pesquisa ou de argumentação do autor, assim como suas opiniões, não são necessariamente as da Editora, de modo que esta não pode ser responsabilizada por quaisquer erros ou omissões desta obra que sirvam de apoio à prática profissional do leitor.

Do mesmo modo, foram empregados todos os esforços para garantir a proteção dos direitos de autor envolvidos na obra, inclusive quanto às obras de terceiros e imagens e ilustrações aqui reproduzidas. Caso algum autor se sinta prejudicado, favor entrar em contato com a Editora.

Finalmente, cabe orientar o leitor que a citação de passagens da obra com o objetivo de debate ou exemplificação ou ainda a reprodução de pequenos trechos da obra para uso privado, sem intuito comercial e desde que não prejudique a normal exploração da obra, são, por um lado, permitidas pela Lei de Direitos Autorais, art. 46, incisos II e III. Por outro, a mesma Lei de Direitos Autorais, no art. 29, incisos I, VI e VII, proíbe a reprodução parcial ou integral desta obra, sem prévia autorização, para uso coletivo, bem como o compartilhamento indiscriminado de cópias não autorizadas, inclusive em grupos de grande audiência em redes sociais e aplicativos de mensagens instantâneas. Essa prática prejudica a normal exploração da obra pelo seu autor, ameaçando a edição técnica e universitária de livros científicos e didáticos e a produção de novas obras de qualquer autor.

SUMÁRIO

Apresentação da Série XI

Introdução 1
Finalidade do programa 5
Como utilizar o manual 7

Sessão 1 – Elaboração das regras de uso funcional da linguagem 11
Sessão 2 – Restaurante 16
Sessão 3 – Festa de aniversário 19
Sessão 4 – Organização sequencial de ações 23
Sessão 5 – Supermercado 28
Sessão 6 – Escola 32
Sessão 7 – Piquenique no parque 37
Sessão 8 – Restaurante de comida rápida 40
Sessão 9 – Técnica de *role-playing* 43
Sessão 10 – Inferências 46
Sessão 11 – Elaboração de ações comunicativas
nas várias situações cotidianas 50
Sessão 12 – Visita de um amigo 54
Jogo "Pragmática" 57

Referências bibliográficas 59
Índice remissivo 61
Slides 65

APRESENTAÇÃO DA SÉRIE

O processo do ciclo vital humano se caracteriza por um período significativo de aquisições e desenvolvimento de habilidades e competências, com maior destaque para a fase da infância e adolescência. Na fase adulta, a aquisição de habilidades continua, mas em menor intensidade, figurando mais a manutenção daquilo que foi aprendido. Em um terceiro estágio, vem o cenário do envelhecimento, que é marcado principalmente pelo declínio de várias habilidades. Este breve relato das etapas do ciclo vital, de maneira geral, contempla o que se define como um processo do desenvolvimento humano normal, ou seja, adquirimos capacidades, estas são mantidas por um tempo e declinam em outro.

No entanto, quando nos voltamos ao contexto dos transtornos mentais, é preciso considerar que tanto os sintomas como as dificuldades cognitivas configuram-se por impactos significativos na vida prática da pessoa portadora de um determinado quadro, bem como de sua família. Dados da Organização Mundial da Saúde (OMS) destacam que a maioria dos programas de desenvolvimento e da luta contra a pobreza não atinge as pessoas com transtornos mentais. Por exemplo, 75 a 85% dessa população não têm acesso a qualquer forma de tratamento da saúde mental. Deficiências mentais e psicológicas estão associadas a taxas de desemprego elevadas a patamares de 90%. Além disso, essas pessoas não têm acesso a oportunidades educacionais e profissionais para atender ao seu pleno potencial.

Os transtornos mentais representam uma das principais causas de incapacidade no mundo. Três das dez principais causas de incapacidade em pessoas entre as idades de 15 e 44 anos são decorrentes de transtornos mentais, e as outras causas são muitas vezes associadas com estes transtornos. Estudos tanto prospectivos quanto retrospectivos enfatizam que de maneira geral os transtornos mentais começam na infância e adolescência e se estendem à idade adulta.

Tem-se ainda que os problemas relativos à saúde mental são responsáveis por altas taxas de mortalidade e incapacidade, tendo participação em cerca de 8,8 a 16,6% do total da carga de doença em decorrência das condições de saúde em países de baixa e média renda, respectivamente. Podemos citar como exemplo a ocorrência da depressão, com projeções de ser a segunda maior causa de incidência de doenças em países de renda média e a terceira maior em países de baixa renda até 2030, segundo a OMS.

Entre os problemas prioritários de saúde mental, além da depressão estão a psicose, o suicídio, a epilepsia, as síndromes demenciais, os problemas decorrentes do uso de álcool e drogas e os transtornos mentais na infância e adolescência. Nos casos de crianças com quadros psiquiátricos, estas tendem a enfrentar dificuldades importantes no ambiente familiar e escolar, além de problemas psicossociais, o que por vezes se estende à vida adulta.

Considerando tanto os declínios próprios do desenvolvimento normal quanto os prejuízos decorrentes dos transtornos mentais, torna-se necessária a criação de programas de intervenções que possam minimizar o impacto dessas condições. No escopo das ações, estas devem contemplar programas voltados para os treinos cognitivos, habilidades socioemocionais e comportamentais.

Com base nesta argumentação, o Serviço de Psicologia e Neuropsicologia do Instituto de Psiquiatria do Hospital das Clínicas da Faculdade de Medicina da Universidade de São Paulo, em parceria com a Editora Manole, apresenta a série Psicologia e Neurociências, tendo como população-alvo crianças, adolescentes, adultos e idosos.

O objetivo desta série é apresentar um conjunto de ações interventivas voltadas para pessoas portadoras de quadros neuropsiquiátricos com ênfase nas áreas da cognição, socioemocional e comportamental, além de orientar pais e professores.

O desenvolvimento dos manuais da Série foi pautado na prática clínica em instituição de atenção a portadores de transtornos mentais por equipe multidisciplinar. O eixo temporal das sessões foi estruturado para 12 encontros, os quais poderão ser estendidos de acordo com a necessidade e a identificação do profissional que conduzirá o trabalho.

Destaca-se que a efetividade do trabalho de cada manual está diretamente associada à capacidade de manejo e conhecimento teórico do profissional em relação à temática a qual o manual se aplica. O objetivo não representa a ideia de remissão total das dificuldades, mas sim da possibilidade de que o paciente e seu familiar reconheçam as dificuldades peculiares de cada quadro e possam desenvolver estratégias para uma melhor adequação à sua realidade. Além disso, ressaltamos que os diferentes manuais podem ser utilizados em combinação.

CONTEÚDO COMPLEMENTAR

Os *slides* coloridos (pranchas) em formato PDF para uso nas sessões de atendimento estão disponíveis em uma plataforma digital exclusiva:

manoleeducacao.com.br/conteudo-complementar/saude

Para ingressar no ambiente virtual, utilize o *QR code* abaixo, digite a senha/*voucher* LINGUAGEM (é importante digitar a senha com letras maiúsculas) e faça seu cadastro.

O prazo para acesso a esse material limita-se à vigência desta edição.

INTRODUÇÃO

Linguagem e pragmática

Autores como Landa[1] e Geurts e Embrechts[2] consideram a linguagem um fenômeno multifacetado que possui três dimensões principais: forma, conteúdo e uso. A forma representa o meio pelo qual a comunicação é vinculada (gestual, verbal, escrita, expressão facial), o conteúdo relaciona-se ao significado (esfera conceitual) e o uso relaciona-se com as aplicações sociais e contextuais da comunicação. Falhas desenvolvimentais podem ser observadas em cada uma dessas dimensões assim como em duas ou mais dimensões conjuntamente.

A linguagem pragmática refere-se, portanto, ao uso social da linguagem trazendo funcionalidade ao contexto comunicativo. Dessa forma, as funções pragmáticas envolvem questões relativas à interface comunicação-linguagem--ambiente e envolvem o desenvolvimento de atos comunicativos, habilidades conversacionais e narrativas nas modalidades vocal, verbal e gestual. Crianças com prejuízos pragmáticos tendem a apresentar prejuízos na socialização, compreensão de inferências sociais, dificuldades no uso de linguagem não literal e compreensão do discurso, prejudicando principalmente a compreensão de informações. A leitura ambiental permite a autorregulação do comportamento.

As questões pragmáticas da comunicação envolvem recursos verbais, vocais e gestuais. Dessa forma, são critérios de observação em situações de comunicação: atos de fala; quantidade de fala; interrupções de fala; coerência discursiva; distâncias físicas e gestuais com o interlocutor; compreensão de atos de fala indiretos e metáforas; construção de inferências comunicativas; uso de gestos adequados para a comunicação; uso de fala como expressão de desejos; pensamentos e/ou necessidades; contato visual; possibilidade de compreender expressões faciais e mensagens não verbais; saber iniciar, responder, perguntar e interromper uma situação comunicativa; entre outras.

Patologias comumente associadas aos transtornos pragmáticos são o transtorno de déficit de atenção e hiperatividade[3-5], transtornos do espectro autista[6-10], transtorno desafiador-opositor e transtorno de conduta[11,12], esquizofrenia e psicoses em geral[13-15]. De forma comum, aconselha-se a intervenção em pragmática posterior à uma avaliação em linguagem bastante pormenorizada nos domínios social, cognitivo e linguístico[16], uma vez que grande parte da aquisição pragmática depende da observação, imitação e tentativas a partir da exposição social e dos recursos linguísticos que a criança/adolescente possui.

Dessa forma, muitas alterações pragmáticas podem ser atribuídas a falhas em níveis linguísticos anteriores como vocabulário empobrecido, dificuldades fonológicas e/ou sintáticas que uma vez percebidas pelo paciente podem levar a evitação social e, consequentemente, a uma experiência social bastante reduzida. Alterações em memória operacional e atenção também podem levar a dificuldades na organização do fluxo de fala, dificuldades na manutenção do contexto conversacional e compreensão de situações e atos comunicativos, levando a prejuízos sociais e ambientais mesmo com medidas de inteligência normais[4].

As alterações pragmáticas podem ser observadas bastante precocemente. Aos 2 anos por exemplo, é possível observar a adequação da fala considerando o ouvinte e entrar em atividades dialógicas[17], assim como a manutenção de tópicos durante a interação com adultos. As atividades dialógicas aos 5 anos tendem a ficar mais refinadas com trocas de turno bem definidas. Aos 6-7 anos é possível observar presença de habilidades metapragmáticas (refletir sobre a própria situação comunicativa)[18,19].

A partir dos 7 anos de idades as habilidades conversacionais tornam-se mais efetivas com a consideração do interlocutor no contexto linguístico e comunicativo e a possibilidade de inferências linguísticas tornando a linguagem cada vez mais simbólica e subjetiva. São observados o uso de recursos comunicativos diversos para a realização de seus objetivos e metas. Durante os anos escolares são desenvolvidas habilidades comunicativas que permitirão a criança descrever, comparar, contrastar, explicar, analisar, hipotetizar, deduzir e avaliar as situações comunicativas[20].

As habilidades pragmáticas são extremamente importantes para a manutenção de relações sociais uma vez que o uso social e situacional da linguagem envolve o desenvolvimento de habilidades interpessoais e a leitura de elementos comunicativos não verbais que influenciam a adequação do comportamento do indivíduo (inferências sociais).

Pesquisas recentes[4,21] referem estreita relação entre problemas comportamentais tanto externalizantes quanto internalizantes com a competência pragmática. Os estudos têm discutido os componentes pragmáticos como precursores e, em alguns casos, como resultados de patologias e comportamentos que resultem em isolamento ou prejuízos na interação social. Estas falhas de autorregulação comportamental são justificadas por leituras inadequadas de situações comunicativas nas modalidades verbal e gestual assim como dificuldades de expressão adequada de elementos comunicativos em situações sociais.

Neste contexto, tanto a linguagem expressiva quanto a compreensiva deve ser estimulada em diversos ambientes e contextos levando a criança e/ou adolescente a refletir sobre as demandas do ambiente e das pessoas que estão nesse mesmo ambiente. Para tanto, autores como Adams[16], Geurst e Embrechst[2] propõem que sejam estimuladas questões referentes a compreensão e expressão verbal e gestual, construção contextualizada das situações comunicativas, predição de formas apropriadas de conduta, uso de linguagem inclusive nos aspectos simbólicos e estruturação narrativa.

FINALIDADE DO PROGRAMA

Este programa tem o intuito de fornecer às crianças e adolescentes com idade entre 7 e 16 anos que apresentam transtornos ou dificuldades de linguagem (com relação ao planejamento, organização e leitura ambiental relacionada às habilidades linguísticas e socioambientais) instrumentos e estratégias para que possam aumentar o seu repertório de comportamentos verbais, vocais e gestuais em diversas situações e rotinas de vida prática.

Todas as atividades procuraram embasamento nos estudos de maturação cerebral e desenvolvimento linguístico, porém alguns recursos de linguagem tanto expressiva quanto receptiva podem ser modificados em função de patologia e/ou dificuldades específicas de compreensão e/ou expressão. As sessões foram organizadas de modo a oferecer maior quantidade de recursos para a reflexão e o embasamento dos comportamentos linguísticos, permitindo "customizar" esses recursos em função do nível de linguagem individual da criança.

A maior preocupação neste programa envolveu principalmente o interesse das crianças e adolescentes nas atividades, de forma que fossem atrativas como também dinâmicas, motivando-os continuamente em busca de melhores resultados no que se refere ao seu desenvolvimento.

O objetivo principal é estimulá-los positivamente, para que tenham consciência da importância de cada evento vivenciado e oferecer recursos para a adequação comportamental e linguística nessas situações, ajudando o próprio cérebro a focar adequadamente na tarefa em questão.

No decorrer deste trabalho, as propostas foram elaboradas para a criança e o adolescente poderem se automonitorar em suas atividades. Para tanto, é fundamental oferecer a visão clara e real da proposta apresentada e os objetivos de cada etapa trabalhada para que novas situações possam ser apresentadas e integradas ao repertório de vida prática.

Ao final das sessões devem ser discutidos o que foi feito, as conquistas realizadas, os momentos de maior ou menor dificuldade e deve-se encerrar a sessão de maneira que a criança/adolescente se aproprie do que foi construído.

As doze sessões sugeridas inicialmente podem ser duplicadas, tendo o condutor a opção de retomar o trabalho se sentir necessidade de ampliação do repertório ou caso o sujeito em questão tenha uma demanda maior para alguma situação específica.

Quanto mais a criança/adolescente aprende a flexibilizar mentalmente (buscando alternativas para um problema em específico, ampliando a capacidade linguística, criativa e estratégica de possibilidades, se autorregulando emocionalmente, controlando o seu comportamento diante de possíveis frustrações sem desistir do seu desafio), maiores as chances de sucesso social e de aprendizagem.

COMO UTILIZAR O MANUAL

Este treino é composto de 12 sessões, distribuídas para serem efetuadas uma vez por semana com crianças e adolescente de 7 a 16 anos. Sugere-se que seja utilizado individualmente ou em grupo de até 4 participantes, para uma maior regulação do desempenho.

Não há restrição quanto à idade de estruturação dos grupos, porém cabe ao profissional conduzir as atividades de forma a adequar as expectativas de desempenho linguístico a cada participante do grupo.

As tarefas são distribuídas em dinâmicas variadas, visando a obtenção de recursos linguísticos e pragmáticos em contextos comunicativos de vida diária. Um cuidado a ser tomado nas mediações se refere a dinâmica construída entre o terapeuta e o(s) participante(s). Devemos ter cuidado para não criticar o "ser" mas o comportamento em si. A pessoa não "é" de determinada forma mas "age ou está" de determinada forma. O foco deve ser sempre o comportamento com a possibilidade de mudança.

Como organizar-se nas sessões

- Devem ser disponibilizadas folhas em branco, lápis, borracha, canetinha e lápis de cor que serão utilizadas em cada uma das sessões.
- O material deve ser previamente separado para a sua utilização.
- No caso de crianças e adolescentes com dificuldades cognitivas e/ou emocionais associadas sugere-se que sejam adquiridas e/ou confeccionadas maquetes para a encenação das situações. Assim, ambientes como escola, restaurante, *shopping-center* e/ou casa podem ser representados e as situações reconstruídas pela observação concreta e interação de personagens.
- No caso de atendimento de grupo, pode-se usar técnicas de representação por meio de desenho e/ou representação teatral.

SESSÕES

SESSÃO 1 – ELABORAÇÃO DAS REGRAS DE USO FUNCIONAL DA LINGUAGEM

> **Objetivo:** identificar, juntamente com os participantes do grupo, as regras de comunicação adequadas.
>
> **Habilidades pragmáticas trabalhadas:** proxêmica (manutenção de distâncias e posturas), contato visual, expressões faciais, alternância recíproca, faculdades conversacionais.
>
> **Material:** imagens contendo situações de comunicação (*slides* da Sessão 1).

Atividade 1

"Eu vou contar a vocês o que vamos fazer aqui: vamos juntos criar situações pensando sobre o nosso papel e o dos outros nessas situações. Vamos pensar um pouco. O que vocês falariam nessas situações?" (*Slides* 1.1 a 1.8)

"Agora vamos pensar quando estamos em uma determinada situação. Vocês já pensaram que a comunicação se dá não só pelo que a gente fala? Quais as outras formas que podemos nos comunicar?"

Instrução: pedir não só respostas verbais, mas também relacionadas a linguagem corporal, elementos da relação interpessoal como posturas físicas e proximidades, entonação, melodia de fala. Podemos aplicar em várias situações:

"Quando você está na sala de aula e tem uma dúvida, de que forma é possível sinalizar para o professor que você deseja fazer uma pergunta? Como você pede informações ao funcionário do metrô a respeito de como ir ao seu destino? Como você fala para o seu professor que não entendeu um conteúdo que ele acabou de explicar? Como você conversa com um colega de sala para conseguir ajuda quando você não conseguiu copiar a matéria da lousa a tempo?"

"Agora vou mostrar algumas situações. Em cada uma das situações eu quero que vocês me digam o que pode estar acontecendo: como o corpo e os aspectos de fala estão se organizando para isso e, no ambiente, o que nos dá a certeza de que podemos estar certos?"

Instrução: mostrar cada uma das imagens e deixar para exploração dos participantes. Considerar os marcadores físicos de cada imagem como ambiente (sala, quarto, restaurante) e o que caracteriza esses ambientes (mesa, toalha, cama), expressões faciais e corporais dos personagens.

Atividade 2: Teatralização

"Agora vamos imaginar que estamos nessa situação (*Slides* 1.1 a 1.8). Onde estaria cada um desses componentes que compõem a imagem (definir os espaços físicos que caracterizam a imagem – local dos objetos)? Vamos escolher quem serão cada um dos personagens. Agora eu vou pedir para vocês que representem cada uma dessas situações. Prestem atenção em como seu corpo e sua fala vão representar essas situações."

Instrução: solicitar que cada dupla escolha uma das imagens e narre aos colegas o espaço físico e represente a situação utilizando gestos, expressão corporal e entonação vocal adequada.

"A partir das situações representadas, quais as outras formas de resolvermos cada uma dessas situações? Como deveria estar o corpo, a fala e o comportamento de cada uma dessas pessoas?"

"Se um colega está tendo atitudes referentes ao comportamento não verbal dele (posturas corporais, gestuais e entonacionais) que façam você pensar que ele está sendo agressivo, como você falaria com ele em relação a isso?"

Atividade 3: Regras conversacionais

Instrução: começar junto com o grupo a elaborar uma lista de regras conversacionais. Essa lista deverá estar acessível para consulta nas sessões posteriores, podendo ser ampliada.

"Precisamos pensar então que algumas situações comunicativas devem respeitar alguns aspectos, por exemplo:

- Olhar para a pessoa que fala. Vocês notaram que é necessário manter contato visual com quem a gente está conversando? Por quê?

SESSÃO I — ELABORAÇÃO DAS REGRAS DE USO FUNCIONAL DA LINGUAGEM

- Ouvir o que o outro está dizendo. Para que eu possa saber como me comportar devemos ouvir o outro não só no que ele fala, mas também prestar atenção em como ele se comporta. Ou seja, numa situação comunicativa a atenção deve estar no ambiente e, principalmente, com quem nos comunicamos.
- Troca de turnos – esperar a vez de falar. Se queremos ser ouvidos e ouvir, devemos então esperar que o outro termine o que quer falar ou sinalizar a ele que vamos interrompê-lo. Como podemos fazer isso? Quais seriam as formas mais adequadas de fazer isso sem ofender?
- Manter-se no assunto que está sendo falado. Pensar sempre no que o outro está falando. Não modificar ou desviar o assunto.
- Falar com voz adequada (volume, entonação) ao contexto comunicativo: a situação pede que eu fale de que forma? Vamos relembrar cada uma das situações que representamos e pensar como agiríamos e como nos organizaríamos nessa situação.
- Mostrar-se interessado na conversa. Quais as características faciais, corporais que nos indicam isso? Olhar para o interlocutor; manter-se no tópico; respeitar o turno comunicativo; direcionar postura corporal adequada.
- Manter certa distância de quem fala. Quais são as situações que podem nos levar a se aproximar fisicamente das pessoas? Por que mantemos distância? Quais são as pessoas e/ou situações que podem nos levar a ter mais proximidade física com uma determinada pessoa?"

Atividade 4: Como iniciar uma conversação

Algumas pessoas sentem dificuldade ou vergonha em apresentar-se ou tomar iniciativa quando conhece outra pessoa. Por meio do jogo "Quebrando o gelo" os participantes do grupo poderão fazer perguntas já prontas para o colega e assim iniciar um diálogo (*Slide* 1.9).

Instrução do jogo "Quebrando o gelo"

Este jogo pode ser manuseado da seguinte forma: após o sorteio para ver quem inicia o jogo, a criança vencedora deverá lançar o dado e escolher outro participante para responder a questão relativa ao número que saiu no dado. Por exemplo: se o número sorteado foi "2", a questão a ser respondida deverá ser "fale três palavras que podem descrever você."

Atividade 5: Identificação da hora de falar ou ouvir

Saber o momento certo de falar e ouvir nos faz interlocutores mais eficientes, além de nos dar autocontrole na situação de interação. A atividade "Se eu não falasse/Se eu ouvisse" tem como objetivo fazer a pessoa notar que, usando esses recursos, ela poderia ter mais tempo para outras atividades, aprenderia outros conceitos, daria mais importância para ouvir o outro.

Instrução do jogo "Se eu não falasse"/"Se eu ouvisse"

Imprima os *Slides* 1.10 a 1.18, recorte e cole a frente dos cartões com o verso.

Dispor dois grupos de cartões sobre a mesa: "Se eu ouvisse" (I) e "Se eu não falasse" (II). A atividade iniciará com os cartões do grupo I. O condutor deverá pegar o primeiro cartão deste maço sem que os participantes vejam a resposta que está no verso e fazer a pergunta: "o que vocês acham que aconteceria se eu ouvisse o filme na televisão?" Após ouvir as colocações dos participantes, o condutor poderá ler a resposta e refletir sobre os "ganhos" que eles teriam se exercitassem mais a habilidade de ouvir. A atividade continua com a sequência de cartões. Quando acabar este primeiro maço, passar para o segundo grupo ("Se eu não falasse").

Atividade 6: Importância da modulação da voz

Utilizar o nível de voz adequado durante várias situações de comunicação facilita o estabelecimento de um diálogo, compreensão do que o outro está falando, evita sobrecarga vocal e estabelece uma melhor regulação do ambiente principalmente quando estamos em grupo (*Slide* 1.19).

Instrução do jogo "Níveis de voz"

Nesta atividade, o condutor deve começar falando da importância de se nivelar a voz e evitar ruídos excessivos durante a comunicação. Explicar que o silêncio em muitas ocasiões facilita o aprendizado e sinaliza o respeito por outros interlocutores. O sussurro pode ser usado quando se quer contar algo a alguém que está muito próximo. A voz baixa é utilizada quando estiver em um pequeno grupo de pessoas que estão ao redor. A voz alta já pode ser empregada durante uma aula em que as pessoas estão mais distantes uma das outras.

Para melhor compreensão dos níveis de voz, o condutor pode pedir para que os participantes do grupo representem situações variadas com intensidade de voz diferentes. Apresentar a tabela do *Slide* 1.19 com os desenhos e destacar os números que poderão ser mostrados nas próximas sessões para regular os níveis de voz.

SESSÃO 2 – RESTAURANTE

Objetivo: trabalhar a comunicação de maneira eficaz e adequada em diferentes contextos e diante de interlocutores variados.
Habilidades pragmáticas trabalhadas: variações estilísticas, pedidos, expressão facial, intenção e conversação.
Material: imagens contidas nos *slides* da Sessão 2.

Atividade 1: Reconhecendo o espaço e os comportamentos que fazem parte do repertório atual da criança/adolescente

"Quando vamos a um restaurante, passamos por situações variadas de comunicação, sendo necessária a adaptação de posturas e ajustes comunicativos. O que podemos identificar em relação à comunicação das pessoas envolvidas?"

Instrução: observar o *Slide* 2.1 que ilustra uma situação/cena de um restaurante com uma família sentada à mesa, as pessoas conversando com o garçom e olhando o cardápio.

- "O que as pessoas estão fazendo? Você já foi a um restaurante? Você consegue identificar esses momentos que eu vou te dizer? O que você espera que aconteça em cada uma dessas situações? Como você reage e o que fazer nesses momentos?"
- "Quando você chega, o garçom costuma perguntar alguma coisa?"
- "Como você faz para escolher o lugar para sentar?"
- "O que você espera que seja trazido assim que você sentar?"
- "Se você tiver alguma dúvida sobre o cardápio, como você faz para chamar o garçom?"
- "O que você pode fazer enquanto espera o seu prato? O que você faz se o seu prato demorar muito para chegar?"

- "O que você faz quando o seu prato chega antes das de outras pessoas da mesa?"
- "O que você faz quando termina de comer?"
- "Como você faz para pedir a conta?"

Atividade 2: Teatralização

Instrução: mostrar as imagens dos *Slides* 2.2 e 2.3 e pedir para que a partir destas ilustrações seja dito em que momento da ida ao restaurante a imagem se refere.

Teatralizar algumas situações específicas como as relacionadas a seguir. Solicitar também que as regras básicas de conversação e interação social definidas na primeira sessão sejam utilizadas.

- Solicitar a dois participantes que representem um diálogo entre o cliente e o garçom acerca do funcionamento do restaurante. A intervenção deve ser direta e devem ser exploradas as possibilidades corporais, gestuais e verbais de cada situação.
  - "Tem fila de espera?"
  - "Quanto tempo leva para conseguir uma mesa?"
  - "Posso comer alguma entrada e/ou petisco enquanto aguardo minha mesa?"
- Perguntar a algum participante como ele se sentiria se o tempo de espera pela mesa fosse muito longo.
- Solicitar a alguém do grupo que chame o garçom utilizando a linguagem gestual e verbal.
  - "Como posso solicitar um cardápio e pedir informações sobre um determinado prato?"
  - "Como agradecer ao garçom que serviu?"

Situações-problema

- "Tem um fio de cabelo na sua comida! O que fazer?" Perguntar como a pessoa se sentiria ao encontrar um fio de cabelo na comida. Como seria a expressão facial nessa situação?
- "O garçom serviu a bebida trocada. O que fazer?"

- "Você foi ao banheiro e na volta esbarrou numa mesa e virou a bebida de outra pessoa. Como pedir desculpas pelo incidente? 'Desculpe-me! Estava distraído e esbarrei sem querer!' Como pedir ajuda para o garçom para limpar? 'Garçom, você poderia auxiliar-me, por favor?'"
- "Na hora de pagar, a conta está errada. Como avisar que ela está errada e pedir a correção?"
- "Houve um problema na máquina e o cartão de crédito não está efetuando o pagamento. Como resolver?"
- "Você deve dividir a sobremesa com sua irmã. Como convencê-la a pedir a sobremesa que você quer comer? Como explicar a seus pais acerca de sua vontade por uma sobremesa diferente (de sua irmã) e principalmente uma somente para você?"

Atividade 3: Expressões idiomáticas

Ver *Slide* 2.4.

- "Ao tentar abrir sua bebida você nota que está difícil remover a tampa. O garçom vai até sua mesa e diz: 'Precisa de uma mãozinha, senhor?' O que ele está querendo falar?"
- "Você fez seu pedido para o garçom, mas está demorando muito. Seu pai comenta: 'Acho que o garçom nos deixou a ver navios.' O que ele está querendo dizer?"
- "Você percebeu que o garçom está muito agitado e após passar por sua mesa ele comenta: 'Hoje estou feito barata tonta.' O que ele está tentando dizer?"

SESSÃO 3 – FESTA DE ANIVERSÁRIO

Objetivo: adequar a comunicação aos diferentes interlocutores.
Habilidades pragmáticas trabalhadas: cinética, proxêmica, conversação, intenção e tematização.
Material: imagens contidas nos *slides* da Sessão 3, folha de papel, lápis, canetas para colorir.

Atividade 1: Reconhecendo o espaço e os comportamentos que fazem parte do repertório atual da criança/adolescente

Uma festa de aniversário é um evento em que normalmente encontramos amigos, comida boa e muita diversão. Nessa ocasião, precisamos adequar nossa comunicação e as posturas às situações e aos interlocutores com quem interagimos.

Observando a figura do *Slide* 3.1, notamos quatro crianças comemorando um aniversário.

- "O que as crianças estão fazendo?"
- "O que há na ilustração?"
- "Você já fez uma festa de aniversário?"
- "Vamos imaginar que será seu aniversário e você dará uma festa em sua casa. Como serão os preparativos? Vamos anotar/desenhar em uma folha o que você precisa fazer para organizar a sua festa?"
  - "O que precisamos pensar?"
  - "Quem serão os convidados?"
  - "O que será oferecido para comer e beber?"
  - "Quais os tipos de festas de aniversário que podemos ter?"
  - "O que temos em uma festa de aniversário?"

- "O que podemos esperar quando você é o convidado e chega em uma festa?"
- "O que você espera quando seus convidados chegam na sua festa?"
- "O que pode ter para comer numa festa de aniversário?"
- "Quando acontecem os Parabéns?"
- "O que fazemos depois dos Parabéns?"
- "Como você responde quando é convidado para uma festa de aniversário? E para justificar sua ausência?"

Atividade 2: Teatralização

Mostre as outras imagens relacionadas à festa de aniversário (*Slides* 3.2 e 3.3) e deixe ao alcance dos participantes. Interpretar as situações relacionadas a seguir, solicitando que as regras básicas de conversação e interação social definidas na primeira sessão sejam utilizadas.

"Observe a imagem do *Slide* 3.2 que ilustra uma situação/cena de um menino falando ao telefone."

- "Como você pode convidar alguém para sua festa de aniversário, falando ao telefone?"
- "Qual o dia da festa?"
- "Onde será?"
- "Qual o horário da festa?"

"Observe a imagem do *Slide* 3.3 que ilustra uma situação/cena de duas pessoas conversando pessoalmente. Como estão a postura corporal e a utilização dos gestos das pessoas? E as expressões faciais? Agora convide pessoalmente um amigo para ir a sua festa. Não esqueça das informações importantes que necessitam ser transmitidas."

- "Chegando na festa de aniversário, como cumprimentamos o aniversariante? Escolha dois participantes para representar essa situação observando as distâncias e posturas corporais, os gestos, além da comunicação oral."
- "Você foi a uma loja comprar o presente para o aniversariante. Como abordar o vendedor para pedir ajuda? Como fazer para escolher o presente? Não esqueça de perguntar o preço e as formas de pagamento."

- "Na imagem do *Slide* 3.4, observamos uma situação/cena de uma pessoa entregando um presente para uma criança. Como fazemos para entregar o presente para o aniversariante?"
- "Ainda sobre a imagem do *Slide* 3.4, como fazemos para agradecer o presente recebido? Que gestos e posturas corporais podemos utilizar?"
- "Chegou a hora de cantar Parabéns a Você. Como se posicionar nesse momento?"
- "Na imagem do *Slide* 3.5 observamos crianças comendo os docinhos. Como estão posicionadas? Como estão seus gestos? Como estão comendo? De que modo podemos comer o que é servido na festa? Como você pode fazer para pedir a bebida que deseja beber?"
- "Como cumprimentar o aniversariante?"
- "Como devo despedir-me do aniversariante e de seus pais?"

Situações-problema

- "Durante a festa você quer usar um brinquedo, mas a outra criança está brincando com ele. Como é possível resolver este impasse? Como você pode solicitar a sua vez de brincar com o brinquedo? Enquanto aguarda sua vez, que outra atividade você pode fazer? É possível propor uma troca de brinquedos? Você pode estabelecer um tempo para que ambos possam usar o mesmo brinquedo. Além disso, também pode pedir para ele avisar quando não quiser mais brincar com este brinquedo."
- "Durante a festa você precisa usar o banheiro e a porta está trancada. Como resolver? Para quem você pede ajuda? Como pedir essa ajuda?"
- "Em um acidente, um amigo deixa cair refrigerante na sua blusa. Como você reage?"
- "Como convencer a sua mãe a convidar mais pessoas do que o número de convidados inicialmente previsto?"

Atividade 3: Expressões idiomáticas

Ver *Slide* 3.6.

- "Uma pessoa que você não convidou chega na sua festa e a sua mãe fala: 'Faça vista grossa'! O que ela está querendo dizer?"

- "Você quer contar algo para um amigo e sua mãe diz: 'Abra o jogo'. O que isto significa?"
- "O que quer dizer quando uma pessoa diz para outra: 'Estou com a pulga atrás da orelha'?"
- "Na hora de arrumar o ambiente onde será a festa seus pais comentam: 'Vamos arregaçar as mangas'? O que eles estão querendo dizer?"
- "Sua mãe disse que você recebeu um 'presente de grego'. O que isto significa?"

Jogo "Clube da Pragmática"

O jogo começa após o sorteio para ver quem iniciará a partida. Em seguida o vencedor deverá jogar o dado e se dirigir a casa do tabuleiro correspondente àquele número. Ele deverá realizar o que a carta pede. Ganhará o jogo aquele participante que chegar primeiro na linha final (*Slide* 3.7).

SESSÃO 4 – ORGANIZAÇÃO SEQUENCIAL DE AÇÕES

Objetivo: trabalhar a organização das etapas para o discurso comunicativo. Selecionar as informações relevantes para os aspectos comunicativos considerando o interlocutor.

Habilidades pragmáticas trabalhadas: dirigir a atenção, fornecer informações, dar instrução, narração, expressão facial. Adequação do discurso ao contexto.

Material: imagens de ações e sequências de imagens envolvidas, folha de papel, lápis, grafite e lápis de cor.

Atividade 1: Selecionar situações

Instrução: apresentar as oito situações de ações e pedir para que cada participante descreva o que está acontecendo.

Material: fichas com as oito situações descritas a seguir.

Situações
- Duas crianças lavando a louça e a mãe se preparando para sair.
- Pessoa estudando enquanto outras crianças estão brincando de bola no jardim.
- Criança doente enquanto o médico examina e alguém traz um chá.
- Pessoa tentando dormir enquanto a rua está em obras.
- Pessoa confeitando um bolo.
- Aeroporto lotado de carros e o trânsito parado.
- Menina tomando um café.
- Tempestade com raios na floresta.

Instrução: imprimir, recortar e distribuir os cartões com as imagens dos *Slides* 4.1 e 4.2 (segmentação associada das imagens). Pedir para que construam histórias simples com esses elementos, uma vez que eles são partes que explicam e justificam os acontecimentos básicos da história. Permitir que cada participante descreva o espaço e o tempo em que acontecerá sua história.

- "Agora nós vamos produzir textos. Vocês podem escolher uma imagem e criar uma história. Vamos começar só conversando e criando. Não é preciso escrever."
- "Quais são os acontecimentos básicos envolvidos para a compreensão da nossa história? Vocês concordam que estes elementos devem estar na história de vocês? Por quê? Uma história nunca é uma cena só. Ela é composta de uma série de partes que se reúnem em função do tempo e do espaço. Então vamos definir isso para a nossa história."
- "Agora nós vamos pensar nos personagens. Quem estará na história? Como são estes personagens? Idade, comportamento, pensamento, família..."
- "Agora, para deixar a história interessante, vamos pensar nos personagens e descrever o que eles devem estar pensando e sentindo. Tudo o que fazemos é resultante dos nossos pensamentos e emoções. Isso nos aproxima muito mais de uma história verdadeira. Por exemplo: por que quando assistimos a um filme ficamos tão envolvidos com ele? Porque conseguimos pensar como os personagens pensariam e as emoções e pensamentos ficam bastante claros, permitindo que a gente se identifique e até torça para que os problemas se resolvam. Vamos tentar fazer isso com a nossa história? Você já viveu um momento parecido com esse da imagem? Quando foi? Onde você estava? O que você pensou e sentiu? Quem estava com você? O que aconteceu antes? Como a situação se resolveu? Se você passasse de novo pela mesma situação, o que você faria de diferente?"

Instrução: atenção! Incluir expressões faciais e entonações na produção da fala por meio de questionamentos como:

- "Como ela vai dizer isso? Calma, brava, triste, sorrindo?"
- "Como estariam os gestos que acompanham a fala de uma pessoa nessa situação? As mãos mexeriam pouco ou muito?"

- "Para onde ela olha enquanto fala em voz alta, o que está pensando? Nesse momento é possível incluir a teatralização."

"Agora precisamos pensar que quando contamos alguma coisa para alguém vamos contar uma coisa nova que foge do habitual. Chamamos isso de Situações-problema. O que vocês acham de uma história assim: 'Hoje eu acordei, abri os olhos, coloquei um pé para fora da cama, depois o outro e levantei. Fui andando até a cozinha e abri o armário para pegar uma xícara. Em seguida, abri a geladeira e peguei o leite que estava na porta. Coloquei o leite na xícara e esquentei no micro-ondas' O que esta história causou em vocês? Por exemplo, acordei, abri o olho e... (viu um fantasma, não conseguiu abrir o olho...). Depois coloquei um pé para fora da cama e ... (não tinha chão, o chão estava molhado, caí, tropecei...). Como estamos descrevendo os acontecimentos normais que acontecem com todo mundo nessas condições o texto se torna chato. Vamos tentar deixar nossa história interessante. Mesmo essas figuras se tratando de coisas que normalmente acontecem com a gente, nós podemos criar uma situação diferente e interessante para ser contada. Qual a situação que vocês vão escolher contar?"

Instrução: trabalhar o conceito de narrativa e a necessidade de descrever somente o que é relevante para a história. Caso contrário, fica difícil prestar atenção e prender o ouvinte.

"Precisamos encerrar o que vamos contar de uma forma clara e coerente com o que construímos de narrativa até aqui. Como vocês construiriam o final?"

Atividade 2: Finalizando

Instrução: nesse momento, é importante que aconteça o registro da narrativa. O terapeuta pode escrever o texto enquanto a criança conta ou pedir para que eles realizem desenhos enquanto o terapeuta escreve.

"Vamos agora produzir a nossa história de forma escrita ou por meio de desenhos. Mas é importante que possamos escolher e estruturar:
- Para quem vamos contar a história.
- Tempo e espaço em que acontece.
- Personagens.
- Situações-problema.

- Pensamentos e emoções.
- Resolução e fechamento da história."

Atividade 3: Adequação ao público

"Agora nós vamos desenhar e contar essa mesma história para pessoas diferentes. Queremos que eles entendam e gostem da nossa história. Como você contaria essa história para:

- Uma criança de 4 anos de idade?
- Um professor da escola durante uma aula?
- Um colega da mesma idade que você?
- Seu pai ou sua mãe?"

Instrução: permitir que cada um expresse suas opiniões, porém as perguntas abaixo podem nortear as discussões:
- "Como ficaria o tamanho (quantidade de palavras) do que você vai contar?"
- "Quais palavras você vai usar?"
- "Como ficariam os gestos envolvidos na narrativa?"
- "Como seriam as emoções e pensamentos atribuídos a cada personagem?"
- "O que a gente não conta para cada uma dessas pessoas?"
- "Por que modificamos o jeito como contamos as coisas?"
- "Por que queremos conversar e nos comunicar com o outro e para isso produzimos a linguagem para o outro?"
- "O que vocês pensam disso? Conversamos e dizemos coisas diferentes para pessoas diferentes. Isso não é só o que falamos mas como falamos."

Atividade 4: Expressões idiomáticas

Ver *Slide* 4.3.
"Você conseguiria acrescentar na sua história expressões como:

- Preciso de uma ajuda.
- Fiquei vendo as coisas acontecerem sem fazer nada.
- Fiquei sem saber o que fazer."

"Em alguns momentos as pessoas gostam de usar frases prontas para expressar esses mesmos conteúdos que acabamos de falar. Qual dessas frases vocês acham que poderíamos substituir por:

- Preciso de uma mãozinha.
- Fiquei a ver navios.
- Fiquei feito barata tonta."

SESSÃO 5 – SUPERMERCADO

Objetivo: trabalhar a intenção comunicativa e petições.
Habilidades pragmáticas trabalhadas: expressão facial, intenção, pedidos, reivindicação e cinética.
Material: imagens dos *slides* da Sessão 5, folha de papel e lápis.

Atividade 1: Reconhecendo o espaço e os comportamentos que fazem parte do repertório atual da criança/adolescente

"Ir ao supermercado pode ser um momento de diversão! Quantas coisas bonitas e gostosas, quantas pessoas gentis e apressadas poderemos encontrar por lá. Como já vimos nas sessões anteriores, também precisaremos adequar a comunicação, nossos gestos, posturas às situações e às pessoas que encontrarmos nesse ambiente. "

"Observando as figuras dos *Slides* 5.1 a 5.8, vemos que elas representam situações que ocorrem quando vamos no supermercado. Quantas pessoas aparecem nas imagens? O que elas estão fazendo? Você já foi ao supermercado com seus pais? Com quais pessoas/profissionais podemos conversar no supermercado?"

"Imagine que sua mãe deseja fazer uma torta e precisa fazer compras no supermercado:

- Antes de sair de casa, precisamos fazer uma lista de compras.
- Quais as formas que você pode ir ao supermercado?
- O que você precisa fazer quando chega?
- Onde você pode colocar as compras?
- Após pagar as compras, onde podem ser acondicionadas para levá-las para casa?

- O que precisa fazer com as compras quando você chega em casa."

Atividade 2: Teatralização

Instrução: colocar as imagens relacionadas ao supermercado sobre a mesa e deixar ao alcance dos participantes.

"Agora vamos imaginar que estamos no supermercado e começar as compras. Vamos escolher os personagens. Vou pedir que vocês interpretem algumas situações. É importante manter a postura do corpo e os gestos adequados à comunicação em cada uma dessas situações. As duplas precisam narrar o ambiente e utilizar a entonação vocal, gestos e expressão corporal adequadas à situação."

"A partir as situações representadas, quais as outras formas de resolvermos cada uma dessas situações? Como deveria estar o corpo, a fala e o comportamento de cada uma dessas pessoas?"

- "Peça informação a um funcionário para encontrar um determinado produto."
- "Você precisa comprar o recheio da torta. Solicite camarão ao atendente da peixaria e pergunte o preço."
- "Pergunte ao funcionário onde tem refrigerante e agradeça a informação."
- "Dirija-se ao açougue e peça 1 kg de carne moída. Pergunte se tem filé de frango temperado. Agradeça ao atendente."
- "Na padaria, cumprimente o funcionário e solicite 5 pães integrais, 3 "sonhos", 6 pães de queijo. Ao final, agradeça ao atendente."
- "Na fiambreria (balcão de frios), cumprimente o funcionário e solicite 200 g de queijo, 200 g de presunto e agradeça ao funcionário."
- "Convença sua mãe a comprar seu chocolate preferido."

Situações-problema

- "Alguém inadvertidamente colocou outro produto no seu carrinho. O que você faz? Como resolve este problema? Tira o produto de seu carrinho, chama o funcionário e pede ajuda?"

- "No setor de frutas, você não encontra suas maçãs preferidas. Como você resolve este problema? Pergunta ao funcionário se está em falta ou se alguém irá repor?"
- "Você não encontrou o preço do mamão. Pergunte ao funcionário o valor deste produto."
- "Você derrubou algumas laranjas no chão. O que você faz?"
- "Ao pegar uma caixa de ovos, você percebe que está faltando um. O que fazer? Como você resolve este problema?"
- "Chegando no caixa como você pretende embalar suas compras para levá-las para casa? Você trouxe alguma sacola?"
- "Estando você na fila do caixa alguém entra na sua frente sem sua permissão. O que você faz?"
- "Ao decidir comprar queijo você percebe que o atendente de frios está nervoso e ocupado. O que você faz? Como reage?"

Jogo "*Stop* Palavras"

Ver *Slide* 5.9.

A proposta desse jogo é estimular a construção e a evocação de redes neuronais associadas a memórias semântica e episódica via visuoverbal.

Instrução: após a distribuição das folhas do jogo Stop aos participantes, o condutor da sessão deverá explicar a seguinte regra: para cada figura de produto apresentada por ele, os participantes deverão colocar o nome deste produto e responder as questões solicitadas em cada coluna. Exemplo: leite – bolo – geladeira – plástico – curta – gostoso.

Atividade 3: Expressões idiomáticas

Ver *Slide* 5.10.

- "No supermercado, o pão exposto na gôndola está com o prazo de validade vencido. O que significa quando sua mãe chama o gerente e diz: 'vou botar a boca no trombone'?"
- "No supermercado, o atendente tenta vender um produto para substituir o outro que você estava procurando. O que sua mãe quer dizer ao usar a expressão 'não vou comprar gato por lebre'?"

- "Ao chegar em casa, sua mãe ao perceber que você não está ajudando a guardar as compras ela comenta: você 'está no mundo da lua'?"
- "Um funcionário do supermercado diz para o outro: 'não vou descascar esse abacaxi'? Ao que ele está se referindo?"

SESSÃO 6 – ESCOLA

Objetivo: desenvolver habilidades de expressão verbal, vocal e gestual adequadas ao contexto comunicativo, reconhecer ambientes e espaços e as possibilidades de comunicação em cada um dos ambientes. Trabalhar a prolixidade do discurso, ou seja, trazer ao discurso verbal a funcionalidade da linguagem.
Habilidades pragmáticas trabalhadas: cinética, dirigir a atenção, reivindicar, narração, expressão facial.
Material: imagens dos *slides* da Sessão 6, folha de papel e lápis como recurso auxiliar ao responder o que foi solicitado.

Atividade 1: Reconhecendo o espaço e os comportamentos que fazem parte do repertório atual da criança/adolescente

- "Quando vamos para escola passamos por diversas situações onde precisamos ajustar nosso comportamento comunicativo."
- "Quem são as pessoas que você normalmente encontra na escola?"
- "Quais ambientes da escola são mais frequentados por você?"
- "Quais atividades você costuma fazer na escola?"
- "O modo de se comunicar com as pessoas é igual em todos esses momentos?"

Instrução: mostrar algumas imagens para reconhecimento dos ambientes escolares (*Slides* 6.1 a 6.4). Apresentar cada ficha e discutir as necessidades de uso de recursos comunicativos em cada uma delas.

"Tem ambientes em que podemos usar palavras e expressões diferentes de outros. Vamos pensar no ambiente da escola. Como você conversa com as pessoas se estiver em uma:

- Sala de aula?
- Lanchonete?
- Quadra de esportes?
- Biblioteca?"

Ver *Slide* 6.3.

"Como fica o tom de voz em cada um desses ambientes? Devemos falar mais alto ou mais baixo?"

"As palavras que eu escolho para falar na sala de aula ou na biblioteca podem ser as mesmas que eu uso na quadra ou na lanchonete? Por quê?"

"Dá para usar gírias, fazer brincadeiras ou trocadilhos com as palavras nesses ambientes?"

"Por que temos que nos comportar diferentemente em ambientes diferentes?"

Instrução: ouvir individualmente cada uma das respostas, anotar e discutir. Tentar entrar em um acordo com o grupo com relação aos parâmetros apresentados de fala em cada um desses ambientes. Não existe certo ou errado. Devemos informar aos participantes que os ambientes dão dicas para o nosso comportamento, mas cabe a nós escolher a forma como nos comportamos de acordo com alguns parâmetros, por exemplo:

- Queremos nos destacar dos outros que estão no ambiente?
- Como queremos que a pessoa que nos ouve e quem está ao nosso redor receba a mensagem que vamos enviar?
- Como pensamos e construímos as ideias a respeito de pessoas que:
  - Não ficam parados e falam junto com a professora em sala de aula?
  - Falam gritando com o atendente da lanchonete e usam palavrões quando vão fazer o pedido?
  - Falam baixinho em uma quadra de esportes?
  - Gritam em uma biblioteca? Empurram alguém na fila da biblioteca?
- Não podemos esquecer que a forma como falamos, nos comportamos corporalmente, gestualmente e facialmente acabam interferindo na visão que as pessoas constroem uns dos outros.

- Permitir a livre expressão e deixar que os participantes apresentem ideias contrárias. Neste momento não tem certo ou errado e não há repreensão. É importante que possamos dar ênfase ao ambiente em que estamos e na leitura das características físicas desse ambiente:
  - Número de pessoas no mesmo espaço – quando há poucas pessoas consigo falar mais baixo e ser escutado.
  - Número de pessoas falando ao mesmo tempo – se o ambiente está silencioso é possível que eu possa falar baixo para ser escutado.
  - Atividades realizadas pelas pessoas no espaço: se exigem esforço mental não deveria falar alto e interromper.

Atividade 2: Teatralização

Material: tiras de papel dobradas com os seguintes nomes escritos: "Colega não muito próximo"; "Colega que não nos trata bem"; "Amigo muito próximo"; "Professor"; "Segurança"; "Profissional da limpeza"; "Pai de um colega nosso".

Instrução: dois participantes deverão encenar um aluno chegando e cumprimentando outra pessoa e deverão descobrir quem é.

1. "Ao chegar à escola precisamos cumprimentar funcionários, professores e colegas. Vocês deverão observar como é o cumprimento e tentar adivinhar quem é a pessoa que recebeu o cumprimento. Vocês devem observar como está a linguagem corporal, facial e gestual assim como as palavras (termos) utilizadas."

   Instrução: permitir que os demais participantes do grupo possam apresentar os argumentos que levaram a escolha dos personagens do contexto escolar. Finalizar a atividade perguntando como devemos cumprimentar cada um dos personagens descritos nas tiras de papel.

2. "Descreva o trajeto de sua casa até a escola. Observe que cada um tem uma história diferente com relação a esses elementos. O que é preciso realmente contar quando fazemos essa descrição?
   - Quanto tempo leva.
   - Meio de transporte.
   - Você vai acompanhado ou não."

"O que seria um discurso considerado 'cansativo'? Quais os detalhes que podem ser eliminados da conversa porque já devem ser compreendidos por quem ouve?

- Se você fala que pegou um ônibus, é necessário dizer que 'subiu para dentro' do ônibus?
- Se você diz que chegou à escola, é preciso dizer que 'caminhou até lá'?"

3. "Diga o que você tem que fazer antes de ir para a escola:
   - Tomar banho.
   - Trocar de roupas.
   - Almoçar/café da manhã.
   - Arrumar a mochila."

"O que seria um discurso considerado 'cansativo'? Quais os detalhes que podem ser eliminados da conversa porque já devem ser compreendidos por quem ouve?"

4. "Diga como preparar o seu lanche
   - Comprar tudo e guardar na lancheira.
   - Fazer seu sanduíche, preparar o suco.

"O que seria um discurso considerado 'cansativo'? Quais os detalhes que podem ser eliminados da conversa porque já devem ser compreendidos por quem ouve?"

Ver *Slide* 6.4.

Sugestão de mediação: o termo "cansativo" utilizado na mediação não deve ter a conotação de crítica, como se se a criança ou adolescente entendesse que "é uma criança ou um adolescente chato", mas sim que informações muito extensas, repetitivas e com excesso de detalhes desnecessários podem interferir de forma negativa no interesse do interlocutor em continuar ouvindo a narrativa. Importante o cuidado em mediar comentários entre os participantes, nos quais podem aparecer críticas quanto ao "ser" (você é chato, você é repetitivo, você é uma pessoa que fala, fala e não diz nada). O que está sendo trabalhado é um comportamento, então é fundamental reforçar que "quando você fala repetindo muito as coisas, seus amigos podem achar isso chato". Quando é o comportamento que é apontado, as chances de mudança são maiores do que quando a criança ou o adolescente interpreta que é de um jeito e que esse jeito é ruim. A mediação está no comportamento e na possibilidade de mudança, com encorajamentos e incentivos em relação a autoestima e autoconceito.

Situações-problema

Instrução: apresentar cada uma das situações-problema e permitir a livre expressão. Conversar com o grupo e tentar estabelecer quais as reações mais adequadas ao ambiente e a cada situação. Não existe certo ou errado, existe a forma como você quer se expressar e que as pessoas compreendam suas ações.

- "Seu amigo caiu no pátio e se machucou. O que você faz?"
- "Uma pessoa que não é sua amiga caiu no pátio e se machucou. O que você faz?"
- "Você esbarrou em um colega e virou o lanche em você."
- "Convença seu amigo a trocar de lanche com você."
- "No recreio, você recebeu uma bolada por acidente. Como você se sente?"
- "Você não fez a lição. Como resolver isto?"
- "Um colega está perturbando e atrapalhando a aula. Como você resolve esse problema? Briga com ele? Chama um adulto para mediar o conflito?"

Atividade 3: Expressões idiomáticas

Ver *Slide* 6.5.

- "Um colega de sala disse que o outro colega 'enche o saco'. O que ele quer dizer?"
- "Você percebe que durante o intervalo teve que 'engolir sapo' de um outro colega. O que quer dizer?"
- "Você acaba de ser o 'testa de ferro' de um conflito. O que essa expressão quer dizer?"

SESSÃO 7 – PIQUENIQUE NO PARQUE

Objetivo: desenvolver habilidades pragmáticas.
Habilidades pragmáticas trabalhadas: conversação, alternância recíproca, pedido, expressão facial e cinética.
Material: calendário com os meses do ano, folha de papel e lápis.

Atividade 1: Reconhecendo o espaço e os comportamentos que fazem parte do repertório atual da criança/adolescente

"Uma reunião com os amigos no parque pode ser uma ocasião festiva e alegre. Hoje, vamos falar sobre as experiências e oportunidades de diversão, interação e comunicação com outras pessoas nesse contexto. Nas situações que serão apresentadas, iremos trabalhar a adequada utilização de nossos gestos e posturas corporais bem como aspectos relevantes da nossa comunicação oral como volume, entonação vocal e o discurso oral. Como poderemos preparar este piquenique? O que precisamos pensar para organizar esse programa? Será no feriado da semana que vem. Vamos ver no calendário: quantos dias faltam para o piquenique?"
Mostrar *Slide* 7.1.

Atividade 2

Instrução: dispor as imagens relacionadas ao piquenique (*Slides* 7.2 e 7.3) sobre a mesa e deixar ao alcance dos participantes.
"Agora vamos imaginar que realizaremos um piquenique no parque da cidade. Vamos escolher os personagens. Pedirei que vocês interpretem diversas situações possíveis nesse contexto. Iremos colocar em prática as regras de conversação que estamos trabalhando nos nossos encontros. Peço que obser-

vem as posturas corporais, os gestos, entonação vocal e o volume adequado às situações conversacionais."

"A partir das situações representadas, iremos analisar de que outras formas poderíamos resolver cada uma dessas situações. Se foi utilizado alguma forma de comunicação agressiva, quais formas de readequar a comunicação? Como deveria estar o corpo, a fala e o comportamento de cada uma dessas pessoas?"

"No feriado da próxima semana, você fará um piquenique com sua família. O que precisa ser preparado para levar? (copos, pratinhos, guardanapos de papel, toalha para estender no chão, cesta com comidas e bebidas, brinquedos). Conte o que você gostaria de comer e beber? Do que você gostaria de brincar no parque? Quais brinquedos você gostaria de levar? Quais opções de lazer tem nesse parque? Que atividades poderíamos fazer durante o piquenique? (jogar bola, subir em árvores, soltar pipas, pular cordas, brincar de rodas, andar de patins e andar de bicicleta). Que tipo de roupa você usa para este programa? Convença sua mãe para deixa-la convidar um amigo para ir junto."

"Sua mãe pediu para você e seu irmão organizarem a cesta do piquenique. Como fazer?"

"Você está no parque e alguém pergunta onde é o banheiro (responda com as orientações adequadas ao interlocutor)."

"Convide uma criança para jogar bola com você."

Mostre o *Slide* 7.4.

Situações-problema

- "Você e seu amigo estão brincando em uma atividade divertida, porém repentinamente ele pede para mudar de brincadeira. O que você responde?"
- "Esquecemos de levar as bebidas. O que fazer? Onde comprar?"
- "Seu pai o convidou para andar de bicicleta e você ficou muito contente. Avise que precisa beber água e que em seguida estará pronto."
- "É hora de comer. Vamos preparar o local do piquenique. De repente aparece formigas próximas à comida. O que podemos fazer?"
- "É hora de ir embora e começou a chover. Como poderemos resolver isto?"
- "É preciso guardar seus brinquedos e recolher seus pertences. Como pedir ajuda?"

- "Chegando em casa ajude seus pais a guardar suas coisas nos lugares adequados. Como dividir essa tarefa?"

Atividade 3: Expressões idiomáticas

Ver *Slide* 7.5.

- "O que sua mãe quer dizer quando você pede para convidar um amigo para ir ao piquenique e ela responde: 'Pode ir tirando o cavalinho da chuva'?"
- "O que seu amigo quer dizer quando, ao receber o convite para ir ao piquenique conta que sua mãe não deixou ele ir e comenta: 'Entrei pelo cano'?"
- "No parque, ao observar as crianças correndo, seu pai diz: 'Estão com a corda toda'. O que ele quis dizer?"
- "Você ouviu um menino dizer ao outro: 'Vá pentear macaco'. O que ele quis dizer?"
- "Uns amigos chegaram muito atrasados no piquenique, e seu pai disse que eles 'Pisaram na bola'. O que ele quis dizer?"

SESSÃO 8 – RESTAURANTE DE COMIDA RÁPIDA

> **Objetivo:** utilizar indicadores da pragmática para uma comunicação mais eficiente.
>
> **Habilidades pragmáticas trabalhadas:** pedidos, cinética, proxêmica, intenção e conversação.
>
> **Material:** figura que retrata cenas de um restaurante (*Slides* 8.1 a 8.3), folha de papel e lápis para desenho.

Atividade 1: Reconhecendo o espaço e os comportamentos que fazem parte do repertório atual da criança/adolescente

"Hoje nós vamos fazer um lanche em um restaurante de comida rápida fast food. Nesse local, encontraremos muitas pessoas: Algumas são funcionárias e vestem uniformes e outras são possíveis clientes. Podemos observar crianças, adolescentes e adultos. Nesse ambiente, ocorre situações comunicativas variadas, portanto, iremos ajustar a comunicação ao interlocutor e ao contexto, adequando a entonação vocal, melodia da fala, o discurso, gesto e postura corporal."

- "O que você faz enquanto espera que entreguem seu pedido no balcão da lanchonete/restaurante?"
- "Como você faz para levar o seu lanche até a mesa?"
- "Como você faz para escolher o lugar para sentar?"
- "O que você faz quando termina de comer?"
- "Vamos desenhar o lanche que cada um gostaria de comer. Desenhe na sua folha lembrando dos ingredientes do seu lanche."

Atividade 2: Teatralização

Instrução: mostrar as imagens dos *Slides* 8.1 e 8.2 e pedir para que, a partir das ilustrações, seja dito em que momento da ida ao restaurante a imagem se refere. Para cada cena, os participantes podem se candidatar para realizar a atividade.

"Agora, vamos teatralizar algumas situações relacionadas ao contexto de uma lanchonete. Vamos utilizar as regras básicas de conversação e interação social definidas na primeira sessão.

- Solicite um cardápio.
- Peça informações ao atendente sobre o lanche que você gostaria de comer.
- Pergunte ao atendente se é possível substituir algum ingrediente."

Slide 8.2: "Nesta imagem, observamos as pessoas no ambiente de uma lanchonete: algumas estão sentadas à mesa comendo.

- O que elas estão fazendo?
- Como estão se comunicando?
- Como estão posicionadas?
- O que podemos observar em relação à comunicação dessas pessoas?"

Situações-problema

- "Um atendente entregou o lanche errado: O que você faz? Como você resolve esse problema? Então, o atendente entrega corretamente o seu pedido. Agradeça e solicite guardanapos de papel."
- "Na hora de fazer o pagamento, você percebe que não tem dinheiro suficiente. Como você resolve? De qual outras formas poderíamos solucionar esse problema?"
- "Falta uma cadeira para você sentar-se junto aos seus amigos. Como você resolve este problema? De que modo você pode pedir a cadeira que está desocupada na mesa ao lado?"
- "Uma pessoa esbarra no seu amigo o qual perde o equilíbrio e derruba o lanche no chão. Como você reage? Como você pode ajudá-lo nesta situação?"

- "Você precisa passar pelo corredor, onde tem pessoas conversando e interrompendo a sua passagem. De que forma você pode resolver essa situação? Como pedir passagem de forma educada?"

Mediação: estimular a maneira e a entonação de voz ao dizer: Com licença, por favor, posso passar? Ficar atenta a entonações "irritadiças" que acabam "anulando" a verbalização adequada. O mesmo deve ser observado nas demais atividades.

- "Você terminou de comer o seu lanche e gostaria de comer uma sobremesa. Peça à sua mãe para comprar um sorvete. Assim que ela concordar, agradeça."
- "Convide, por telefone, um amigo para ir lanchar com você."
- "Um amigo ligou convidando você para ir a uma lanchonete com ele, mas você não quer. Como resolver essa situação? Como agradecer o convite de modo educado?"
- "Seu irmão menor não sabe ler. Ajude-o a escolher o lanche explicando as opções do cardápio."
- "As filas para realizar os pedidos e comprar os lanches estão muito compridas. Como você reage? De que forma podemos resolver essa situação? Enquanto aguarda na fila para ser atendido, inicie e mantenha uma conversa com a pessoa que está ao seu lado."

Cardápio

Instrução: cada participante receberá uma folha e irá montar o seu cardápio com sugestões de pratos (*Slide* 8.3). Após a confecção, o condutor poderá solicitar que os participantes apresentem seus cardápios. O condutor também deverá pedir que um dos participantes descreva como faz seu próprio sanduíche detalhadamente.

Atividade 3: Expressões idiomáticas

Ver *Slide* 8.4.
- "O que quer dizer quando uma pessoa fala, após comer todo lanche que 'enfiou o pé na jaca'?"

SESSÃO 9 – TÉCNICA DE *ROLE-PLAYING*

Objetivo: praticar a expressão oral.
Habilidades pragmáticas trabalhadas: expressão facial, petições (ato de pedir, incluindo pedidos por escrito), conversação, variação estilística, esclarecimentos.
Material: imagens dos *slides* da Sessão 9, bicho de pelúcia, folha de papel, lápis para anotações.

Atividade 1: Reconhecendo espaço e os comportamentos que fazem parte do repertório atual da criança/adolescente

"Hoje vamos apresentar uma atividade mais real e funcional. Vamos criar uma clínica PET. Alguém já visitou ou levou seu animalzinho de estimação para uma clínica? O que aconteceu lá?"

Instrução: dividir os participantes em personagens:

- Secretária.
- Manobrista.
- Veterinário.
- Assistente.
- Ajudante de limpeza.
- Clientes e seus animais.

Nessa tarefa, deverá ser montado um ambiente ou uma maquete que simule uma clínica PET. Neste contexto de clínica serão trabalhados horário de funcionamento, agenda de clientes e serviços oferecidos (*Slide* 9.1 a 9.4).

Na sala de espera, muitas situações curiosas e engraçadas podem ser representadas pelos participantes. Por exemplo:

- O primeiro cliente chega com seu cãozinho enrolado em uma toalha e se aproxima da secretária dizendo: "Bom dia! Trouxe a Lily para consultar. Ela quebrou o dente ontem, após brincar com seu osso". A secretária responde: "Bom dia! Por favor aguarde o doutor. Logo ela será atendida".
- Em outro momento, a auxiliar da limpeza passa com a vassoura e seu cãozinho sai correndo e fica com a coleira presa no carrinho de faxina. Neste momento, pode ser discutido com os participantes como resolver esta situação-problema, perguntando: "O que você poderia dizer para a moça da limpeza? Como se desculpar por esse incidente?"

Mediação: há crianças e adolescentes que tendem a culpar o outro pelo que acontece com eles, sendo necessário não entrar em discussões sobre culpa, mas sim sobre como resolver o ocorrido.

- O personagem manobrista entra na clínica e diz: "Por favor, quem é o dono do Honda Fit cinza? Houve um pequeno acidente com seu carro!"

Solicitar que os participantes respondam esta questão e criem repertório para outras situações dentro do mesmo cenário.

- De repente, o telefone da secretária toca e seu cão e de outro cliente começam a latir sem parar. A secretária rapidamente atende o chamado, mas os cães não ficam quietos. Pedir aos participantes que façam uma encenação onde os personagens (secretária e dois clientes) estejam ansiosos com aquela situação, pois eles querem ser atendidos e agora os cães estão ficando impacientes com a espera.

Perguntar aos participantes:
- "Com quais expressões faciais estariam estas pessoas?"
- "Que gestos estariam produzindo?"
- "Que tipos de frases seriam mais adequadas para resolver aquela situação?"
- "Um novo animalzinho chega na clínica para ser atendido, uma tartaruga. No entanto, o veterinário precisou ausentar-se da clínica naquele momento para atender uma emergência. A dona da tartaruga não gostou muito desta intercorrência e começou a discutir com a secretária, deixando a tartaruga no banco da recepção. De repente, ela caiu no chão e começa a andar para debaixo da mesa da secretária e desapa-

rece." Reunir os participantes do grupo ao redor da mesa e através de uma conversa informal verificar se haveria alguma maneira mais adequada de estabelecer um diálogo entre estes personagens. Deverá ser enfatizado o que foi abordado na série de conversação (ver primeira sessão). Distribuir uma folha de papel para os participantes no qual eles deverão desenhar o local onde a tartaruga se escondeu.

SESSÃO 10 – INFERÊNCIAS

Objetivo: desenvolver a percepção do que não está explícito no texto, na conversa.
Habilidades pragmáticas trabalhadas: expressão, tematização, variações estilísticas, esclarecimentos, pedidos e cinética.
Material: imagem do *Slide* 10.1, lápis e papel.

Atividade 1

"Quando lemos alguma coisa, vemos uma gravura ou falamos com alguém, muitas vezes não percebemos que atrás dessa mensagem tem algo nas entrelinhas, isto é, que não está declarado. Observando esta figura (crianças brincando em uma gangorra, *Slide* 10.1) poderíamos questionar:

- Qual local elas estão?
- Com quem estão?
- Em que dia isto está ocorrendo?
- Qual a estação do ano?

Vamos escrever um texto acrescentando esses detalhes e depois iremos discutir com o grupo para ver as situações criadas pelos outros colegas."

Atividade 2: Em que lugar estou?

Instrução: por meio de pistas que serão dadas em pequenos textos, solicitar aos participantes que identifiquem o local onde ocorre cada cena solicitada, incitando-os a prestarem atenção nas dicas! O condutor deverá ler uma a uma e o participante que souber a resposta levantará a mão e irá responder em seguida.

- Meu cachorro estava brincando e cortou sua orelha esquerda. Eu o trouxe para esse local, pois precisará fazer um curativo.
  - Zoológico.
  - Supermercado.
  - Loja de roupas.
  - Veterinário.
- Os palhaços e os mágicos me encantam. Estou aqui para assisti-los.
  - Supermercado.
  - Hospital.
  - Farmácia.
  - Circo.
- Um sol muito forte, pouca água, vejo camelos andando carregados de bagagens.
  - Montanha.
  - Cidade.
  - Praia.
  - Deserto.
- Cadeiras coloridas, areia por todo lado, guarda-sol e pessoas de biquíni.
  - Campo.
  - Praia.
  - Zoológico.
  - Cabeleireiro.
- Meu time predileto está jogando e a arquibancada está cheia.
  - *Shopping*.
  - Selva.
  - Piscina.
  - Estádio.
- Adoro andar de bicicleta e estou ao ar livre com amigos. Tem muita gente andando a pé, de skate e de patins.
  - Parque.
  - Teatro.
  - Deserto.
  - Cinema.

Atividade 3: De quem estou falando?

Instrução: similar à da Atividade 2.

- Após explicar a matéria ela pergunta: Alguém tem alguma dúvida?
  - Faxineira.
  - Dentista.
  - Professora.
  - Doutora.
- Vamos sempre passear juntos. Ele adora lamber meus sapatos.
  - Amigo.
  - Jogador de futebol.
  - Carteiro.
  - Cachorro.
- Sempre modela meus cachos com gel. Cortes modernos é sua especialidade.
  - Detetive.
  - Taxista.
  - Cabeleireiro.
  - Enfermeira.
- O carro de repente parou. Tentei ligar a chave e não consegui. Chegando na oficina ele viu onde estava o problema e consertou.
  - Ator.
  - Jogador.
  - Cozinheiro.
  - Mecânico.
- Nadou como um peixe e logo venceu a competição.
  - Carteiro.
  - Professor.
  - Doutor.
  - Nadador.
- Jogando bola, torci o pé. Precisei ir ao hospital e ele me ajudou a curar mais rápido
  - Tenista.
  - Engraxate.
  - Músico.
  - Médico.

Atividade 4: Inferências sintáticas

Instrução: após ouvirem as frases a seguir, pedir para os participantes prestarem atenção nas informações fornecidas e no que está sendo perguntado. Responder em seguida:

- "A camiseta azul custa 20 reais a menos que a amarela. Que camiseta é mais barata?"
- "Maria chegou na sala e disse: 'Olá!' Quem disse olá?"
- "Minha amiga me pediu para que eu levasse seu gato para passear. De quem é o gato?"
- "Os cadernos estão sobre a cadeira de listras. O que tem listras?"
- "A menina riu com a piada de Paulo. Quem riu?"
- "Em fevereiro Jorge completará 2 anos a mais que Davi. Quem é mais velho?"

Atividade 5: Expressões idiomáticas

Ver *Slide* 10.2.

Instrução: solicitar aos participantes que expliquem o significado que existe por trás destas expressões utilizadas no nosso dia a dia.

SESSÃO 11 – ELABORAÇÃO DE AÇÕES COMUNICATIVAS NAS VÁRIAS SITUAÇÕES COTIDIANAS

Objetivo: desenvolver repertório comunicativo para estabelecer relações com pares.
Habilidades pragmáticas trabalhadas: tematização, esclarecimento, intenção, alternância recíproca e variações estilísticas.
Material: cartas dos *slides* da Sessão 11.

Atividade 1

"Muitas vezes presenciamos situações diárias que nos deixam confusos e sem ação. Nossos atos, ou seja, comportamentos, têm consequências e podem provocar quebras em nossas relações com os outros. É preciso perceber o que o outro tem a nos comunicar e que caso me colocar no lugar dele posso evitar situações embaraçosas para nós dois. Agora vamos ver algumas circunstâncias e escolher quais as melhores alternativas para resolvermos os problemas apresentados."

Instrução: as situações descritas a seguir devem ser respondidas pelos participantes e em seguida duplas poderão se organizar para encenar o que está sendo descrito.

1. O que você faria se outra criança tirasse um brinquedo de sua mão?
    a) Solicitaria que te devolvesse?
    b) Pegaria de volta à força?
    c) Chamaria alguém?

SESSÃO 11 — ELABORAÇÃO DE AÇÕES COMUNICATIVAS NAS VÁRIAS SITUAÇÕES COTIDIANAS   51

2. O que você faria se durante o recreio na escola seu colega pegasse seu lanche sem pedir?
   a) Explicaria que aquele lanche era seu.
   b) Ficaria em silêncio.
   c) Iria comprar outro.

3. Um colega passa correndo e cai na sua frente. O que você faria?
   a) Diria para ele tomar mais cuidado?
   b) Chamaria ajuda?
   c) Brigaria com ele pois poderia lhe machucar também?

4. Sem querer, você escorrega e cai no pátio. O que você faria?
   a) Pediria ajuda para levantar-se.
   b) Ficaria irritado.
   c) Choraria em voz alta.

5. O que você faria se o seu colega lhe ofendesse?
   a) Ficaria com medo?
   b) Ficaria em silêncio, mas triste?
   c) Diria para ele que aquilo não foi bom?

6. E se alguém o elogiasse? O que você faria?
   a) Não ligaria para este elogio?
   b) Agradeceria?
   c) Iria elogiá-lo também?

7. O que você faria se ganhasse uma competição?
   a) Iria rir de quem perdeu?
   b) Ficaria feliz?
   c) Sentiria orgulho de si mesmo?

8. E se você perdesse esta mesma competição? O que você faria?
   a) Ficaria irritado?
   b) Entenderia que outros também podem ganhar?
   c) Iria parabenizar o ganhador?

52 ESTIMULAÇÃO DAS HABILIDADES PRAGMÁTICAS

9. O que você faria se quisesse jogar bola com outras crianças?
   a) Perguntaria se poderia jogar também?
   b) Pegaria a bola sem pedir?
   c) Ficaria quieto observando o jogo?

10. O que você faria se algum colega lhe batesse?
    a) Bateria nele também?
    b) Diria que ele não estava bem?
    c) Chamaria outra pessoa para ajudar a resolver a situação?

Atividade 2

Agora vamos ver algumas cartas que contém situações relacionadas a sentimentos, gentileza, solicitação de pedidos, solicitação de informações e resolução de problemas (*Slides* 11.1 a 11.4).

- Fazendo pedidos:
  - "Seu irmão não quer ajudar a guardar os brinquedos. O que você pergunta?"
  - "Seu amigo tem um telefone celular novo. O que você pergunta?"
  - "Seu primo pede seu skate emprestado. O que você diria?"
  - "Alguns amigos o convidam para uma festa. No entanto, você precisa estudar. O que você pergunta?"
- Gentileza:
  - "Sua professora disse: 'Seja bem-vindo'. O que você diz?"
  - "Sua tia liga para convidá-lo para sua festa. No entanto, você precisa estudar. O que você diz?"
  - "Sua avó comprou um brinquedo que você não gostou muito. O que você diz?"
  - "Um amigo deu para você um presente de aniversário. O que você diz?"
- Dando informações:
  - "Diga como fazer pipoca."
  - "Diga como chegar até sua casa."
  - "Descreva como andar de bicicleta."
  - "Fale como dar banho em seu cachorro."

- Sentimentos:
  - "O que faz você se sentir triste?"
  - "O que faz você se sentir feliz?"
  - "O que te deixa orgulhoso?"
  - "Seu brinquedo favorito quebrou. Como você se sente?"
- Resolvendo problemas
  - "No elevador sua vizinha deixa cair uma sacola. O que você fala?"
  - "Você está em casa sozinho e acaba a luz. O que você faz?"
  - "Você encontrou dinheiro debaixo de sua escrivaninha. O que você faz?"
  - "Ao voltar para casa um estranho lhe ofereceu carona. O que você faz?"

Atividade 3: Expressões idiomáticas

Ver *Slide* 11.5.
- "Você ouviu seu pai falar ao seu tio: 'Vou pendurar as chuteiras'. O que ele quis dizer com isto?"
- "Seu pai já está cansado de pedir para você tomar cuidado com o piso molhado. Ontem você escorregou no piso e ele comentou: 'Você está pisando na bola'. O que ele quis dizer com isto?"
- "Sua mãe foi na escola falar com sua professora. Quando voltou ela comentou: 'Tomei um chá de cadeira'. O que ela quis dizer com isto?"

SESSÃO 12 – VISITA DE UM AMIGO

Objetivo: manter uma comunicação apropriada em contextos diversos.
Habilidades pragmáticas trabalhadas: cinética, proxêmica, contato visual, alternância recíproca e conversação.
Material: imagens dos *slides* da Sessão 12, telefone de brinquedo, folhas de papel, lápis, canetas, lápis de cor.

Atividade 1: Reconhecendo o espaço e os comportamentos que fazem parte do repertório atual da criança/adolescente

"Receber os amigos em casa é uma ótima oportunidade de colocarmos em prática as habilidades de comunicação que estamos trabalhando há algumas semanas. Hoje nós vamos conversar sobre as situações de comunicação que ocorrem nesse contexto: receber a visita de amigos. Quando recebemos amigos em casa, desejamos nos divertir, brincar, conviver, interagir e conversar. Em cada um desses contextos, iremos ajustar as posturas comunicativas adequando a melodia, entonação e volume vocais; os gestos; a postura corporal e o discurso. Nestas imagens [*Slides* 12.1 a 12.3], observamos várias situações de comunicação. O que as pessoas estão fazendo? Como estão se comunicando? Suas expressões faciais estão compatíveis com o contexto? Como você reage nessas situações?"

Atividade 2: Teatralização

Instrução: imprimir e dispor as imagens dos *Slides* 12.1 a 12.4 sobre a mesa, deixando-as ao alcance dos participantes. Esse material pode ser visualizado durante a teatralização. Os participantes poderão se candidatar para representar as situações, cabendo ao terapeuta organizar a atividade.

"Agora vamos imaginar que seus amigos irão visitá-lo na sua casa. Vamos teatralizar situações de comunicação que podem ocorrer quando estamos nesse contexto, utilizando as regras de conversação. Devemos observar as posturas gestuais e corporais bem como o volume, a melodia e a entonação vocal adequadas às situações conversacionais."

"A partir das situações representadas, iremos analisar de que outras formas poderíamos resolver essas situações; além disto, observar se a forma de comunicação apresentada foi adequada ou necessita de ajustes."

- "Convide por telefone seu amigo para ir à sua casa. Não esqueça de dar as informações importantes como: endereço e horário!"
- "Peça à sua mãe para convidar seus amigos a irem na sua casa."
- "Tocou a campainha: receba seu amigo."
- "Convide seus amigos para brincar com você."
- "Seu amigo lhe oferece uma bala. O que você diz?"
- "Seus amigos estão conversando. Aproxime-se e participe da conversa."
- "Você quer mudar de brincadeira. Convide seus amigos para brincar de outra coisa."
- "Na hora do amigo ir embora, como você se despede? Agradeça a visita."
- "Como agradecer um convite?"
- "Apresente seus amigos para seus pais e irmãos."

Instrução: desenhe uma tabela registrando os horários e as atividades que serão realizadas durante a visita de seu amigo (ver *Slide* 12.2).

Situações-problema

- "Seu amigo quer brincar de carrinho, mas você prefere jogar bola. O que fazer? Como resolver essa questão?"
- "Seu amigo disse que quer ir embora. O que você faz? Convença-o a ficar, ofereça outro brinquedo."
- "Seu amigo disse que está com fome. Convide-o para lanchar. O que você serviria para ele comer?"
- "Seu amigo disse que está com sede. O que você faz?"

- "Seu amigo não quer ajudar a guardar os brinquedos. Como você reage? O que você diz a ele?"
- "Seu amigo quebrou seu brinquedo preferido. Como você reage?"
- "Os amigos estão conversando sobre um assunto que você não gosta. Como iniciar outro assunto no grupo?"
- "Seu amigo caiu no quintal e machucou o joelho. Começou a chorar. O que você faz? Como pode ajudá-lo?"
- "Um colega que você não gosta o convidou para ir brincar na casa dele. Como você recusa o convite educadamente?"
- "Um amigo o convidou para ir brincar na casa dele, mas seus pais não deixaram você ir. Como você resolve esta situação?"

Atividade 3: Expressões idiomáticas

Ver *Slide* 12.5.
- "Você ajuda seu amigo em uma lição de última hora e ele fala: 'fui salvo pelo gongo'. O que ele quer dizer?"
- "O que seu amigo quis dizer quando comentou que sua mãe é 'uma barbeira'?"
- "O que sua mãe quis dizer quando, após vocês não conseguirem montar o quebra-cabeça, usou a expressão 'vão voltar a vaca fria'?"
- "O que seu amigo quis dizer quando usou a expressão 'vou tirar onda'?"
- "O que significa quando seu colega não quer que você o apresente a sua irmã, pois não quer 'pagar mico'?"
- "O que significa quando após seu amigo ir à cozinha pegar o refrigerante na geladeira e beber no gargalo, sua mãe usa a expressão: 'que menino cara-de-pau'?"

Mediação: novamente é importante estar atento a críticas no pessoal e chamar a atenção para o comportamento, então, por exemplo, em relação aos comentários sobre a mãe barbeira ou o menino cara-de-pau, enfatizar que quando se assume determinados comportamentos as pessoas pensarão desta forma, mas é possível "fazer diferente".

JOGO "PRAGMÁTICA"

Instrução do jogo "Pragmática"

O jogo inicia-se com o sorteio de quem irá começar. O condutor deverá colocar sobre a mesa três maços de cartas com as seguintes identificações de cada um deles (cartas de mímica, cartas de narração e cartas de conversação ativa). O vencedor joga o dado e dependendo do número que sair, deverá se dirigir à "casa" e realizar o que estiver descrito nas cartas. Cada símbolo representa o maço de cartas correspondente.

M   Mímica.

N   Narração.

🗩   Conversação ativa.

>   Pule para a linha tracejada.

Ø   Passa a vez.

★   Três opções de carta que correspondem (M, N, 🗩). Nesta etapa o participante poderá escolher qual tipo de carta ele quer responder. O condutor pegará o maço de carta correspondente e tirará uma para que o participante tente executar o que lhe é pedido.

REFERÊNCIAS BIBLIOGRÁFICAS

1. Landa RJ. Assessment of social communication skills in preschoolers. Ment Retard Dev Disabil Res Rev. 2005;11(3):247-52.
2. Geurst H, Embrechst M. Pragmatics in pre-schoolers with language impairments. Int J Lang Commun Disord. 2010;45(4):436-47.
3. Nijmeijer JS, Minderaa RB, Buitelaar JK, Mulligan A, Hartman CA, Hoekstra PJ. Attention-deficit/hyperactivity disorder and social dysfunctioning. Clin Psychol Rev. 2008;28(4):692-708.
4. Ketelaars MP, Cuperus J, Jansonius K, Verhoeven L. pragmatic language impairment and associated behavioural problems. Int Lang Commun Disord. 2010;45(2):204-14.
5. Leonard MA, Milich R, Lorch EP. The role of pragmatic language use in mediating the relation between hyperactivity and inattention and social skills problems. J Speech Lang Hear Res. 2011;54(2):567-79.
6. Rogers SJ. Interventions that facilitate socialization in children with autism. J Autism Dev Disord. 2000;30(5):399-409.
7. Bishop DV, Chan J, Adams C, Hartley J, Weir F. Conversational responsiveness in specific language impairment: evidence of disproportionate pragmatic difficulties in a subset children. Dev Psychopathol. 2000;12(2):177-99.
8. Adams C, Green J, Gilchrist A, Cox A. Conversational behavior of children with Asperger syndrome and conduct disorder. J Child Psychol Psychiatry. 2002;43(5):679-90.
9. Adams C, Lloyd J, Aldred C, Baxendale J. Exploring the effects of communication intervention for developmental pragmatic language impairments: a signal-generation study. Int J Lang Commun Disord. 2006;41(1):41-65.
10. Norbury CF, Nash M, Baird B, Bishop D. Using a parental checklist to identify diagnostic groups in children with communication impairment: a validation of the children's communication checklist – 2. Int J Lang Commun Dis. 2004;39(3):345-64.
11. Gilmour J, Hill B, Place M, Skuse DH. Social communication deficits in conduct disorder: a clinical and community survey. J Child Psychol Psychiatry. 2004;45(5):967-78.51
12. Toppleberg CO, Shapiro T. Language disorders: a 10-year research update review. J Am Acad Child Adolesc Psychiatry. 2000;39(2):143-52.
13. Colle L.; Angeleri R.; Vallana M.; Sacco K.; Bara BG.; Bosco F.M.. Understanding the Communicative Impairments in Schizophrenia: A Preliminary Study. J Commun Disord. 2013;46(3):294-308.
14. Bosco FM, Gabbatore I, Gastaldo L, Sacco K. Communicative-pragmatic treatment in schizophrenia: a pilot study. Front Psychol. 2016;7:166-76.
15. Bosco FM, Gabbatore I, Angeleri R, Zettin M, Parola A. Do executive function and theory of mind predict pragmatic abilities following traumatic brain injury? an analysis of sincere, deceitful and ironic communicative acts. J Commun Disord. 2018;75:102-17.
16. Adams C. Intervention for developmental Pragmatic Language Impairments. Aula Abierta. 2003;82:79-85.

17. Furrow D. Social and private speech at 2 years. Child Development. 1984 55(2):355-62.
18. Wood LA, Smith BR. Working with pragmatics: a practical guide to promoting communicative confidence. London: Speechmark; 1997.
19. Lockton E, Adams C, Collins A. Do children with social communication disorder have explicit knowledge of pragmatic rules they break? a comparison of conversational pragmatic ability and metapragmatic awareness. Int J Lang Commun Dis. 2016;51(5):508-17.
20. Leonard LB. Is expressive language disorder an accurate diagnostic category? Am J Speech Lang Pathol. 2009;18(2):115-23.
21. Mackie L, Law J. Pragmatic language and the child with emotional/behavioral difficulties (EBD): a pilot study exploring the interaction between behavior and communication disability. Int J Lang Commun Dis. 2010;45(4):397-410.
22. Green BC, Johnson KA, Breherton L. Pragmatic language difficulties in children with hyperactivity and attention problems: an integrated review. Int J Lang Commun Disord. 2014;49(1):15-29.

ÍNDICE REMISSIVO

A

Adequação
 ao público 26
 do discurso ao contexto 23
Alterações pragmáticas 2
Alternância recíproca 11, 37, 50
Aquisição pragmática 2
Atenção 2
Atendimento de grupo 7
Atividade "Se eu não falasse/Se eu
  ouvisse" 14
Atos de fala 1

C

Calendário 37
Características faciais 13
Cardápio 16, 41, 42
Cenas de um restaurante 40
Cinética 19, 28, 32, 37, 40, 46
Clínica PET 43
Coerência discursiva 1
Como
 iniciar uma conversação 13
 organizar-se nas sessões 7
 utilizar o manual 7
Competência pragmática 3
Comportamentos que fazem parte do
  repertório 16
Compreensão
 de atos de fala indiretos e metáforas 1
 de expressões faciais e mensagens
  não verbais 1
Comunicação 1
Construção de inferências comunica-
  tivas 1

Contato visual 1, 11
Contextos comunicativos de vida
 diária 7
Conversação 16, 19, 37, 40, 43
Crianças e adolescentes com dificulda-
  des cognitivas e/ou emocionais 7

D

Dar instrução 23
De quem estou falando? 47
Desenvolvimento linguístico 5
Dificuldades
 de linguagem 5
 fonológicas e/ou sintáticas 2
Dirigir a atenção 23, 32
Discurso considerado "cansativo" 35
Distância
 de quem fala 13
 física e gestual com o interlocutor 1

E

Elaboração de ações comunicativas nas
  várias situações cotidianas 50
Em que lugar estou? 46
Encenação das situações 7
Entonação 11
 vocal 29
Esclarecimentos 43, 46, 50
Escola 32
Espaço
 e comportamentos que fazem parte
  do repertório atual 19
 e tempo em que acontece a história 24
 físico 12
Esquizofrenia 2

Expressão
  corporal 29
  facial 1, 11, 16, 20, 23, 28, 32, 37, 43
  idiomática 18, 21, 26, 30, 36, 39, 42, 49, 53, 56
  oral 43

F

Faculdades conversacionais 11
Fala como expressão de desejos 1
Falar com voz adequada 13
Falhas desenvolvimentais 1
Fazer diferente 56
Festa de aniversário 19
Finalidade do programa 5
Finalizando 25
Fornecer informações 23
Funcionalidade da linguagem 32

G

Gentileza 52
Gestos 29
  adequados para a comunicação 1

H

Habilidades
  conversacionais 2
  de expressão verbal 32
  linguísticas 5
  pragmáticas 37

I

Idade de estruturação dos grupos 7
Identificação da hora de falar ou ouvir 14
Importância da modulação da voz 14
Indicadores da pragmática para uma comunicação mais eficiente 40
Inferências 46
  sintáticas 49
  sociais 2
Intenção 16, 19, 28, 40, 50
  comunicativa 28
Interação social 20

Interface comunicação-linguagem-ambiente 1
Interlocutores variados 16
Interpretar as situações 20
Interrupções de fala 1
Intervenção em pragmática 2

J

Jogo
  Clube da Pragmática 22
  Níveis de voz 14
  Pragmática 57
  Quebrando o gelo 13
  Se eu não falasse/Se eu ouvisse 14
  Stop Palavras 30

L

Leitura
  ambiental 1
  de elementos comunicativos não verbais 2
Linguagem corporal 11
Linguagem e pragmática 1
Local dos objetos 12

M

Manter-se no assunto falado 13
Maquetes 7
Maturação cerebral 5
Mediação 56
Melodia de fala 11
Memória operacional 2
Momento certo de falar e ouvir 14
Mostrar-se interessado na conversa 13

N

Narração 23, 32
Narrativa 25
Nível
  de linguagem individual 5
  de voz 14

O

Organização

das etapas para o discurso comunicativo 23
do fluxo de fala 2
e leitura ambiental 5
sequencial de ações 23
Ouvir o que o outro está dizendo 13

P

Parâmetros apresentados de fala 33
Pedidos 16, 28, 37, 40, 46
Pensamentos e/ou necessidades 1
Percepção do que não está explícito no texto 46
Personagens 12
Petições 28, 43
Piquenique no parque 37
Pistas 46
Planejamento 5
Possibilidades de comunicação em cada um dos ambientes 32
Posturas
  corporais 12
  físicas e proximidades 11
Prejuízos pragmáticos 1
Prolixidade do discurso 32
Proxêmica 11, 19, 40
Psicoses 2

Q

Quantidade de fala 1
Questões pragmáticas da comunicação 1

R

Reconhecer
  ambientes e espaços 16, 32
  ambientes escolares 32
Recursos linguísticos e pragmáticos 7
Regras
  conversacionais 12
  de uso funcional da linguagem 11
Reivindicação 28, 32

Relação interpessoal 11
Repertório comunicativo para estabelecer relações com pares 50
Resolução de problemas 52
Respostas verbais 11
Restaurante 16, 40

S

Saber interromper uma situação comunicativa 1
Segmentação associada das imagens 24
Selecionar situações 23
Sentimentos 52
Situação/cena de um restaurante 16
Situações
  comunicativas 12
  de comunicação 11
  problema 17, 21, 29, 36, 38, 41, 55
Solicitação
  de informações 52
  de pedidos 52
Supermercado 28

T

Teatralização 12, 17, 20, 29, 34, 41, 54
Técnica de *role-playing* 43
Tematização 19, 46, 50
Transtorno
  de conduta 2
  de déficit de atenção e hiperatividade 2
  desafiador-opositor 2
  do espectro autista 2
  pragmático 2
Troca de turnos 13

V

Variação estilística 43
Variações estilísticas 16, 46, 50
Visita de um amigo 54
Vocabulário empobrecido 2

SLIDES

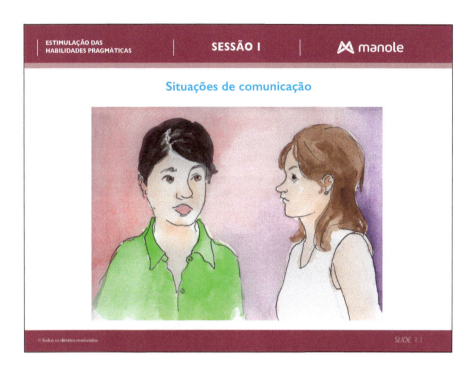
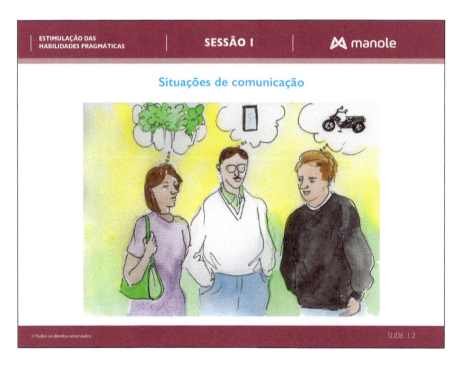

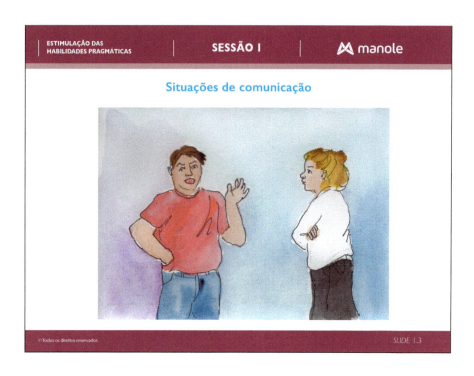
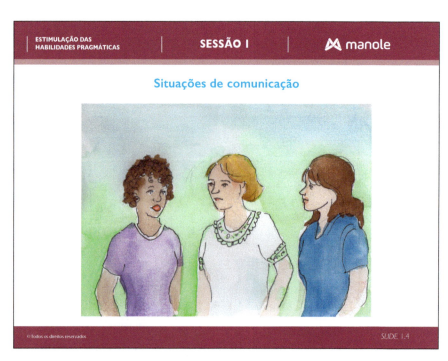

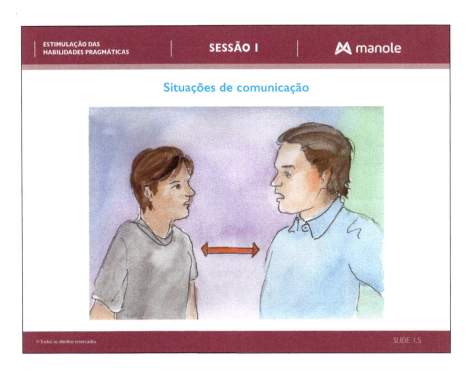

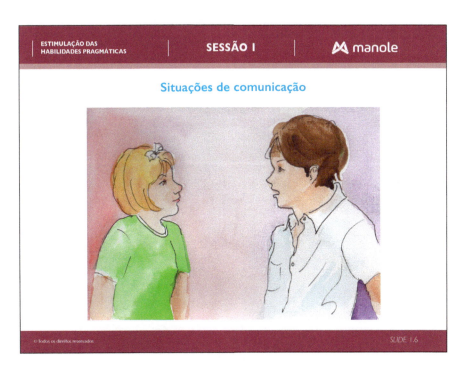

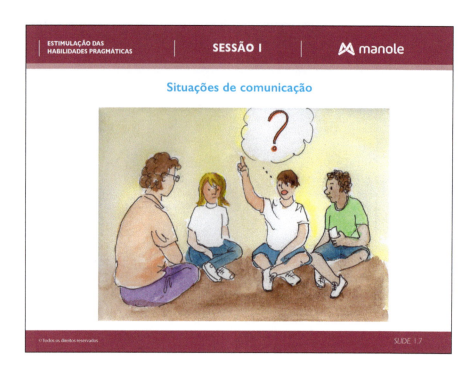
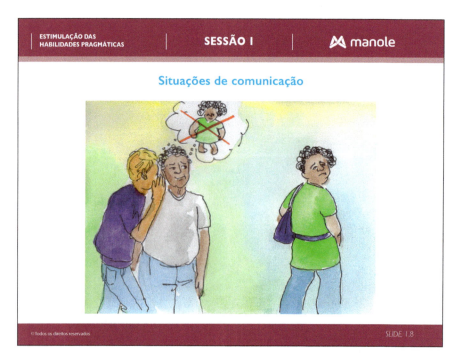

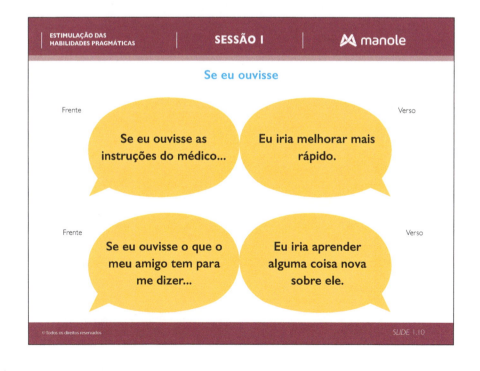

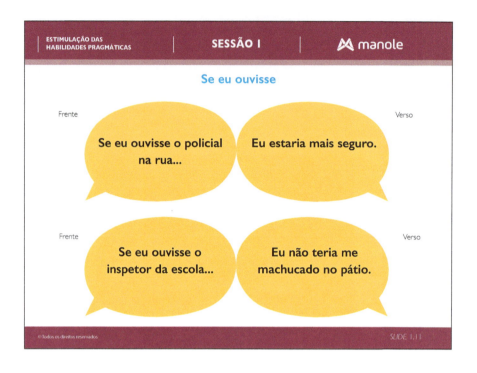
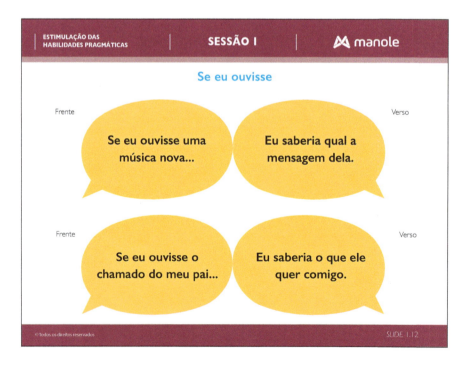

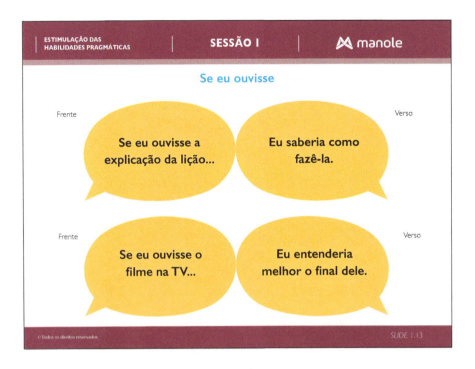

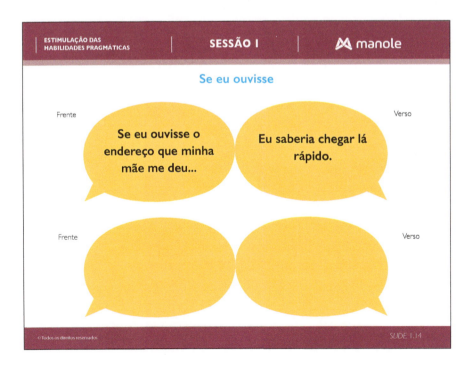

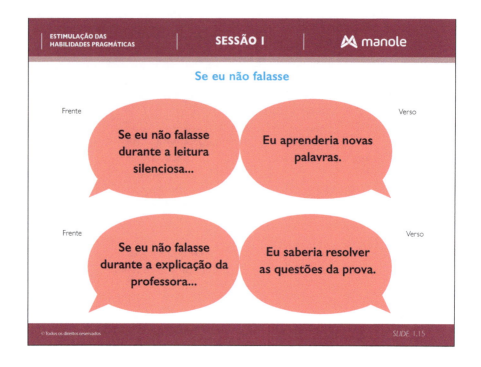
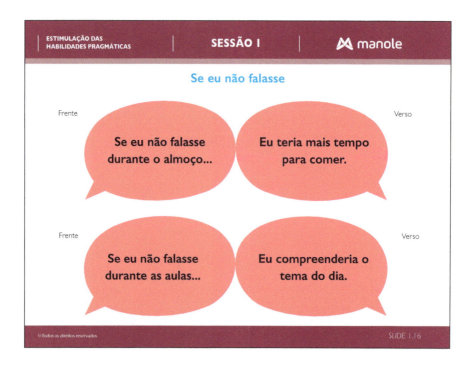

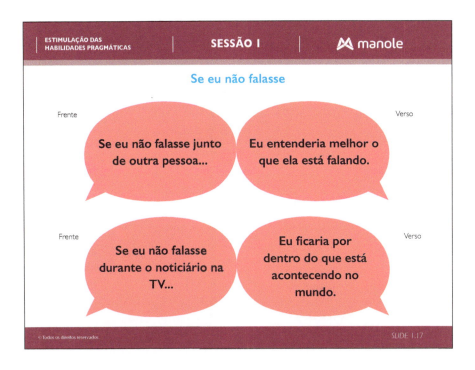
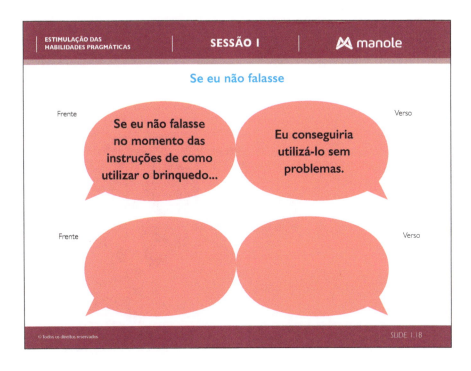

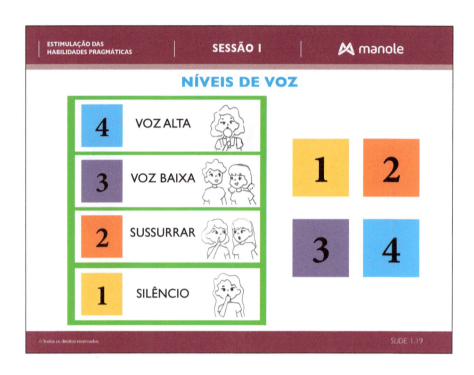
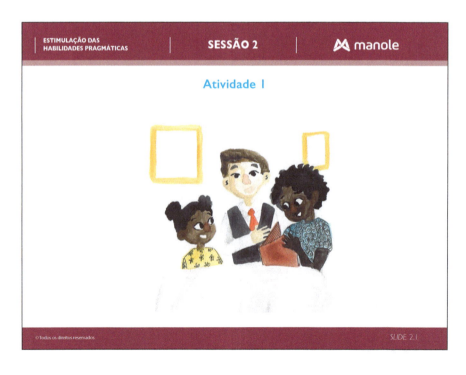

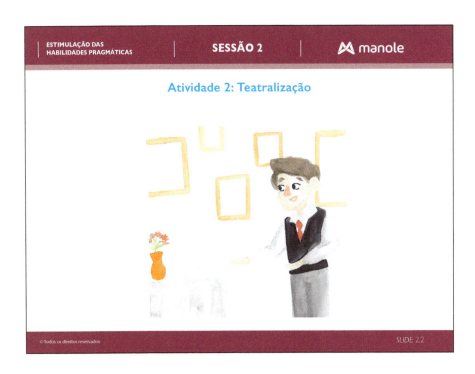
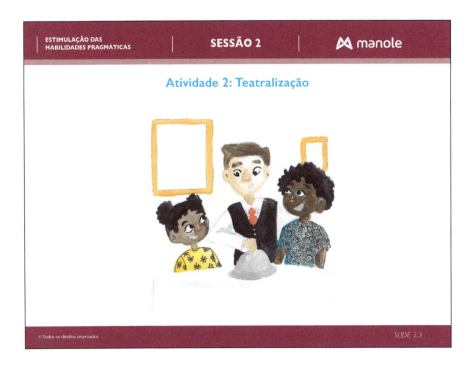

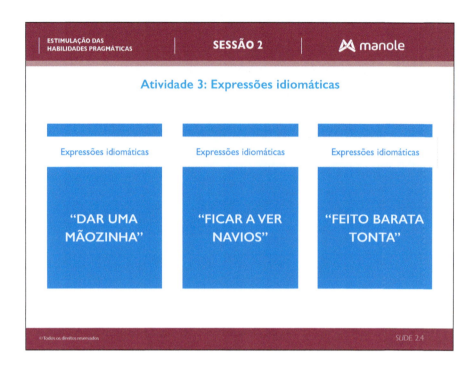
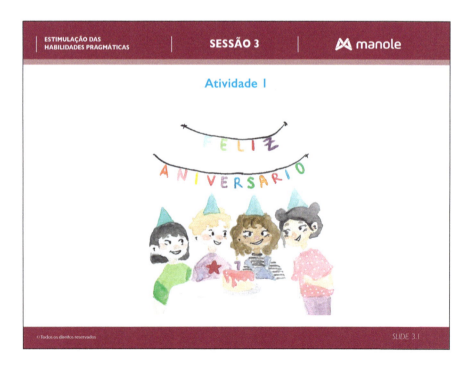

Atividade 2: Teatralização

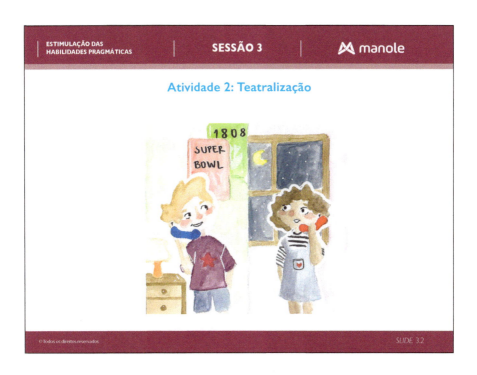

Atividade 2: Teatralização

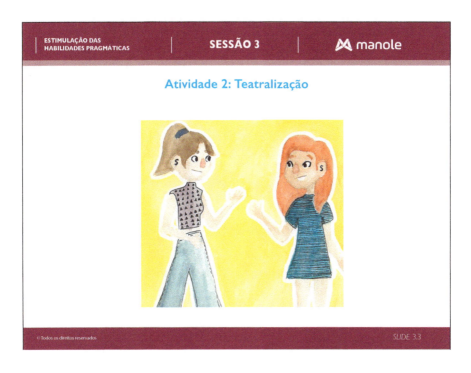

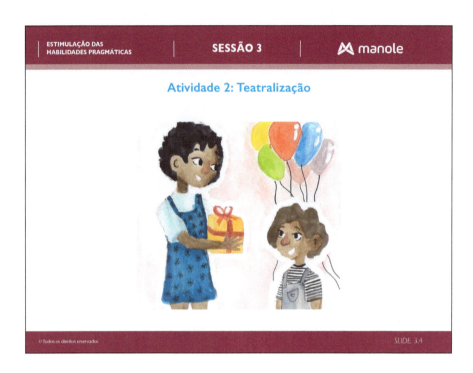
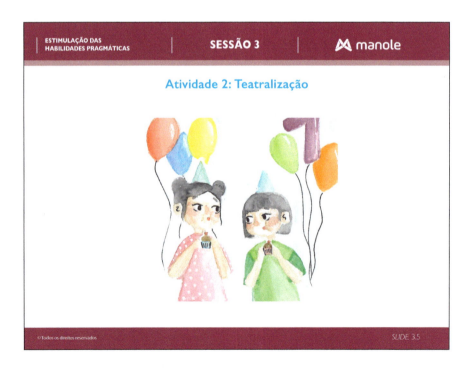

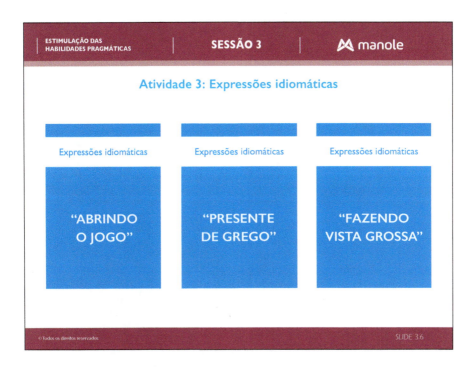

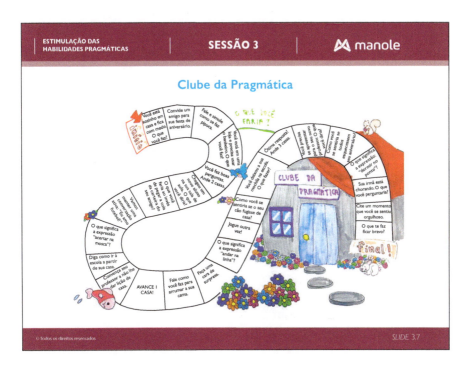

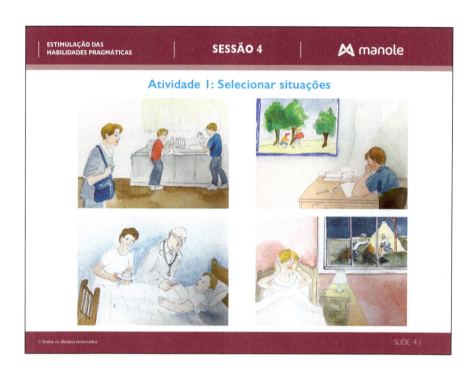
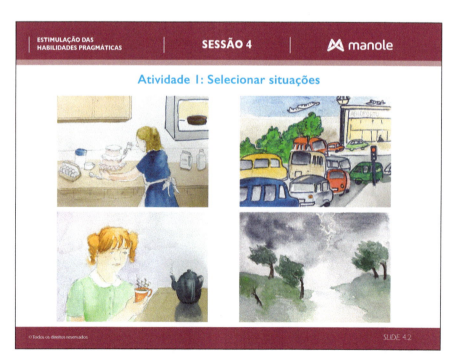

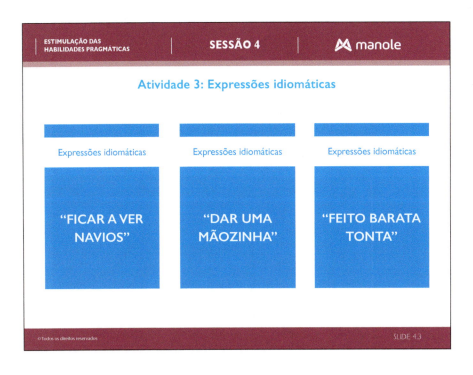

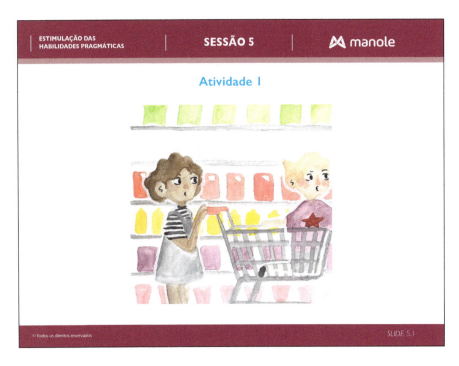

84 ESTIMULAÇÃO DAS HABILIDADES PRAGMÁTICAS

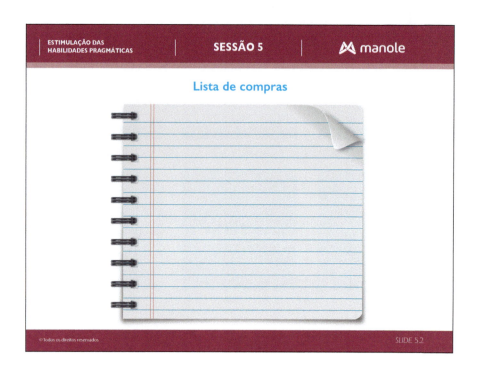

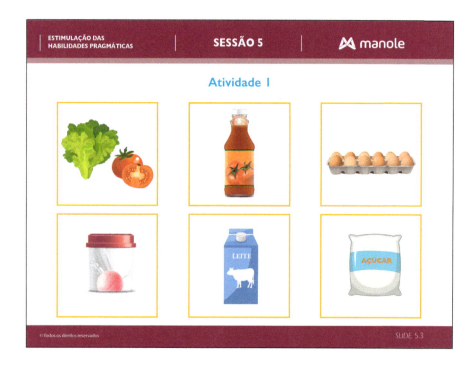

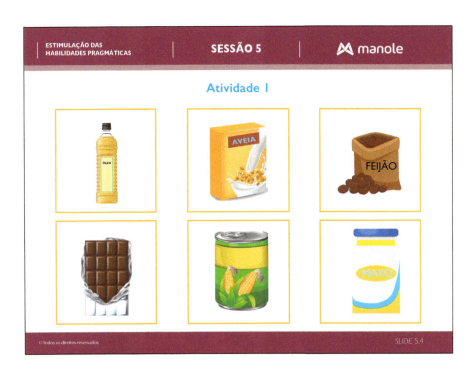

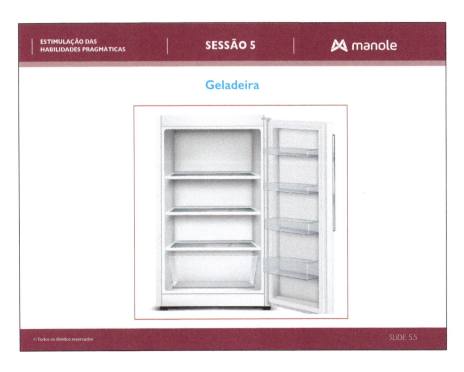

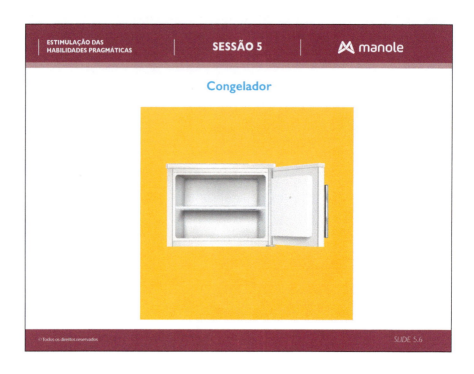

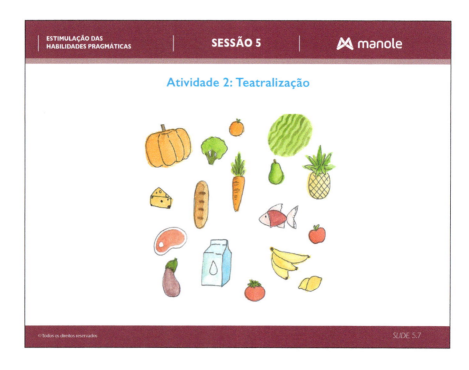

Atividade 2: Teatralização

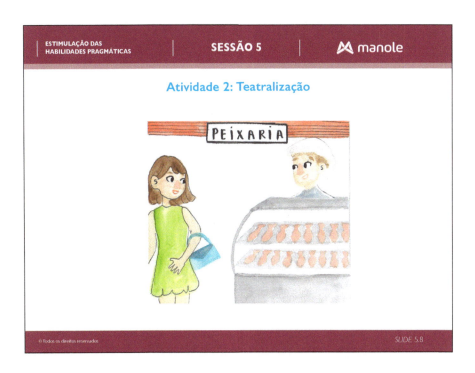

STOP

Produtos	Onde posso usar	Onde devo guardar	Tipo de embalagem	Validade curta/longa	Sua opinião sobre	Pontos

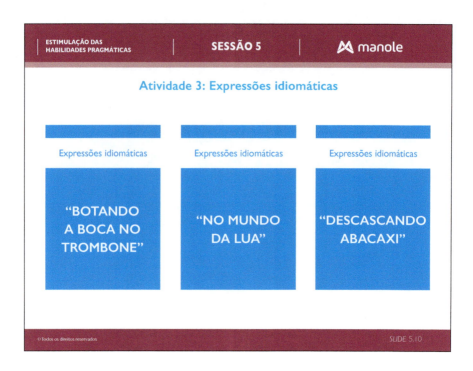

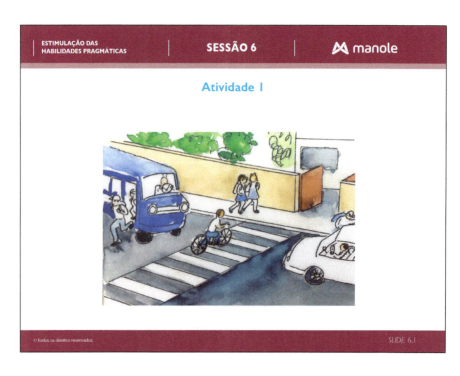

SESSÃO 6 — Atividade 1

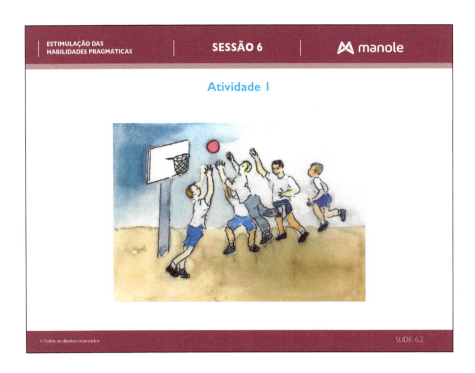

SESSÃO 6 — Atividade 1

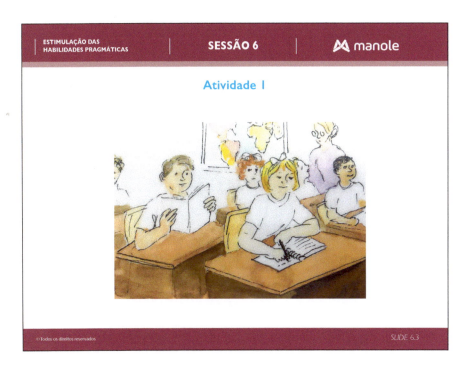

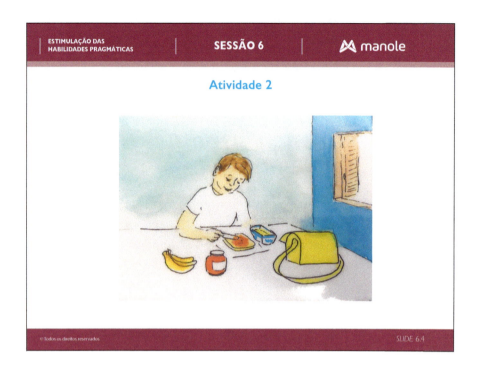

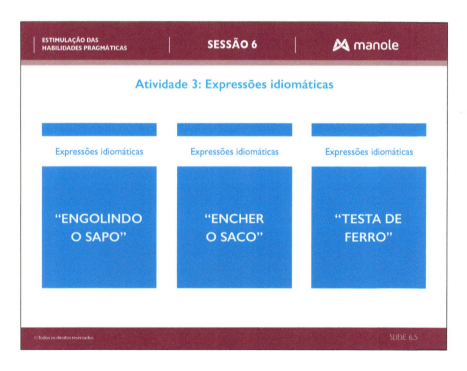

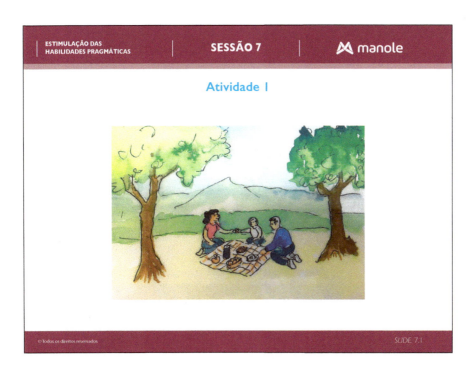
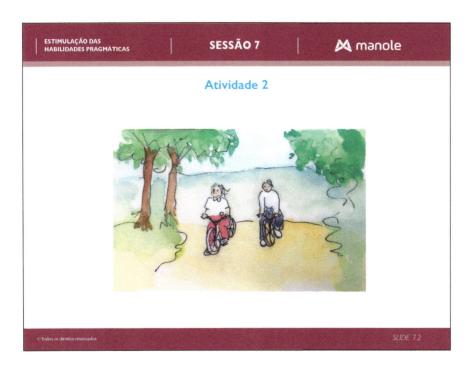

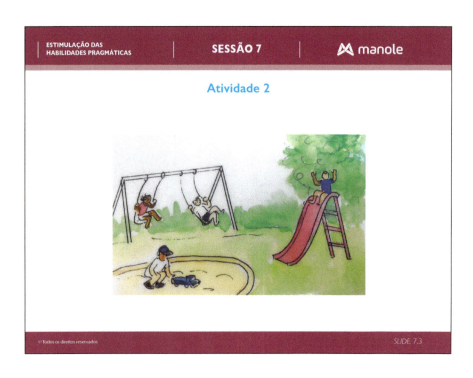
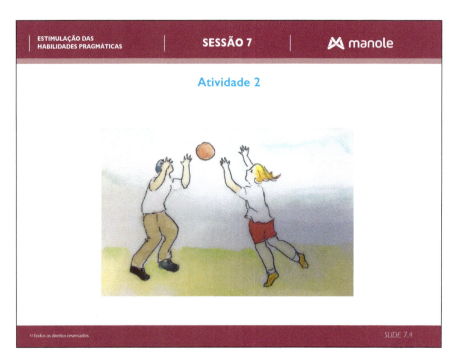

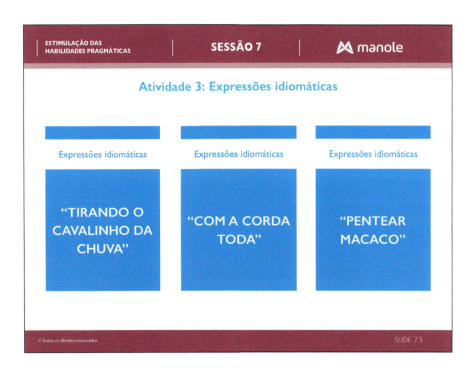

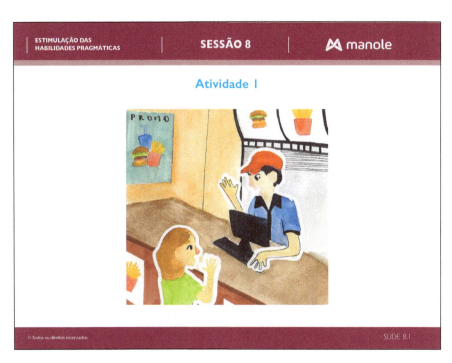

Atividade 2

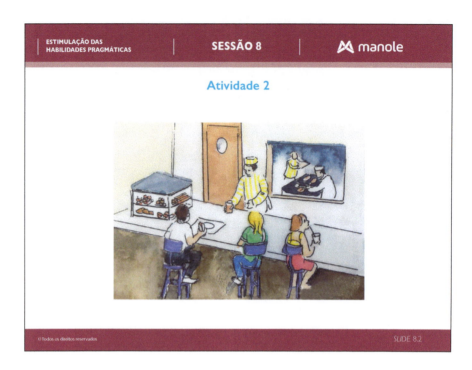

Cardápio

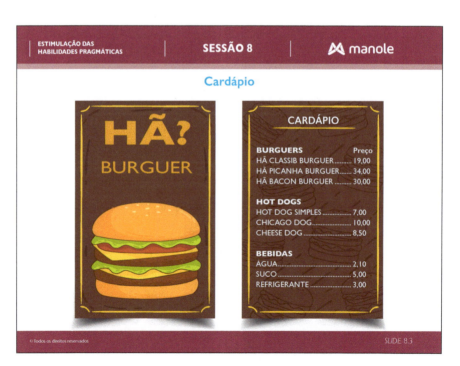

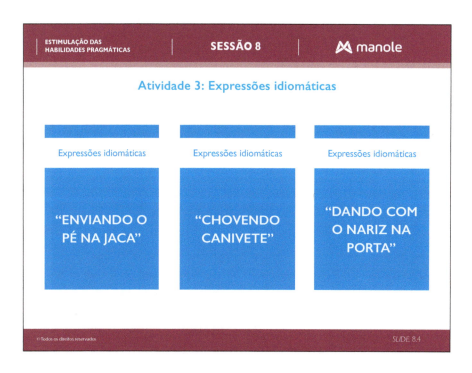

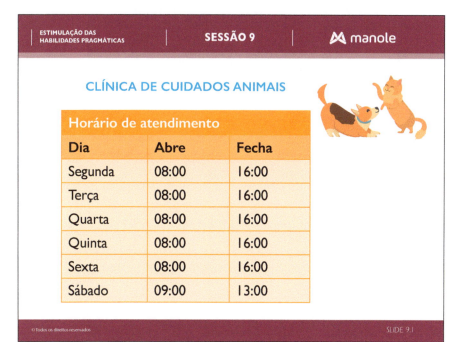

ESTIMULAÇÃO DAS HABILIDADES PRAGMÁTICAS | SESSÃO 9 | manole

Agenda de clientes

Clientes	Horário	Telefone	Tipo de atendimento

SLIDE 9.2

ESTIMULAÇÃO DAS HABILIDADES PRAGMÁTICAS | SESSÃO 9 | manole

Tabela de preços

Serviços	Valor
Consulta	
Banho	
Tosa	
Vacina	
Penteado	
Passeio	
Higiene bucal	

SLIDE 9.3

SESSÃO 9

COMANDA DO CLIENTE

- ☐ BANHO
- ☐ TOSA
- ☐ PENTEADO
- ☐ VACINA
- ☐ PASSEIO
- ☐ HIGIENE BUCAL

SLIDE 9.4

SESSÃO 10

Atividade 1

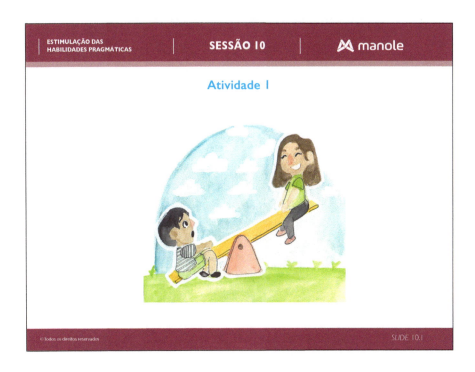

SLIDE 10.1

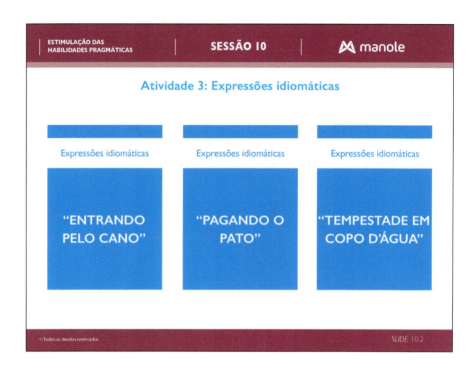

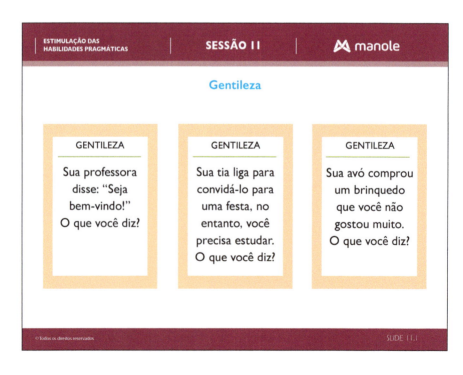

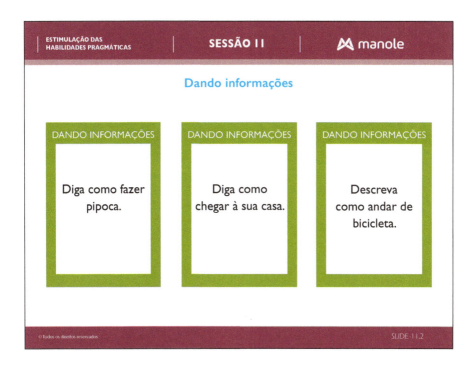
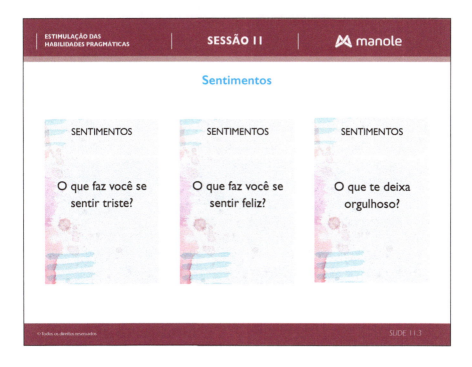

100 ESTIMULAÇÃO DAS HABILIDADES PRAGMÁTICAS

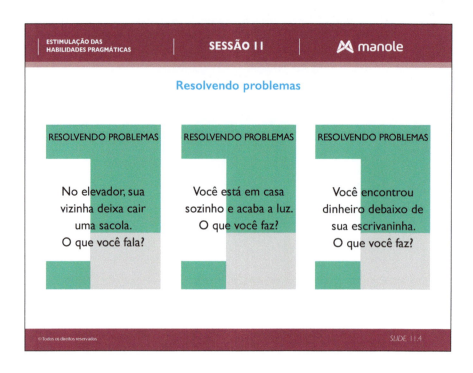

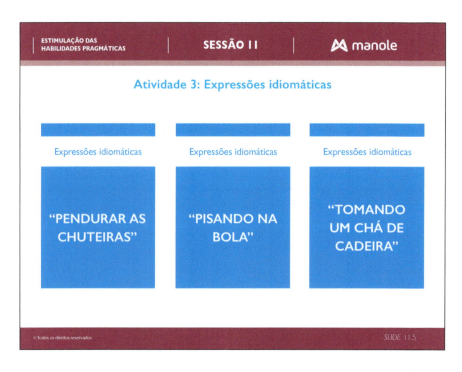

SESSÃO 12

Atividade 2: Teatralização

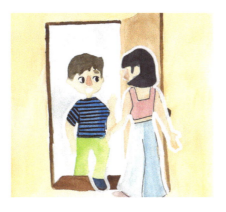

SESSÃO 12

Desenhe uma tabela registrando os horários e as atividades que serão realizadas durante a visita de seu amigo.

Agenda do dia

Grade de horário

Hora	Atividade
14:00	Chegada do meu(minha) amigo(a)
15:00	Pular corda/jogar bola
16:00	
17:00	
18:00	Meu(minha) amigo(a) vai para casa

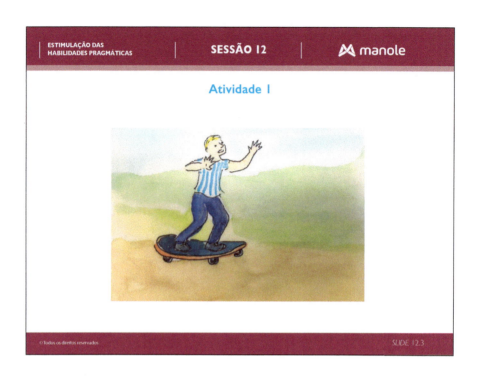

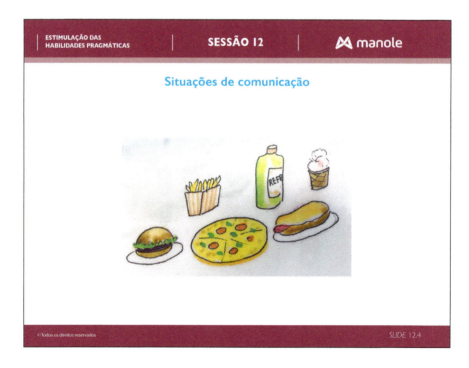

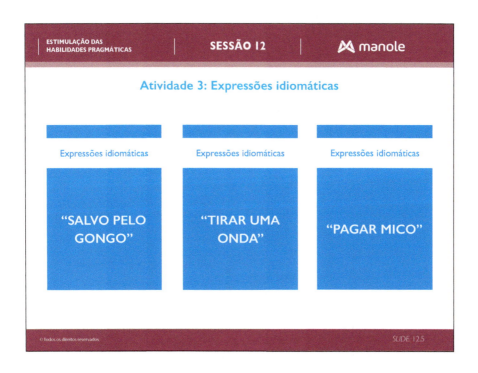

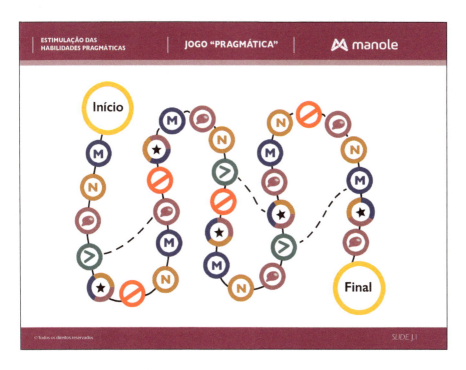

104 ESTIMULAÇÃO DAS HABILIDADES PRAGMÁTICAS

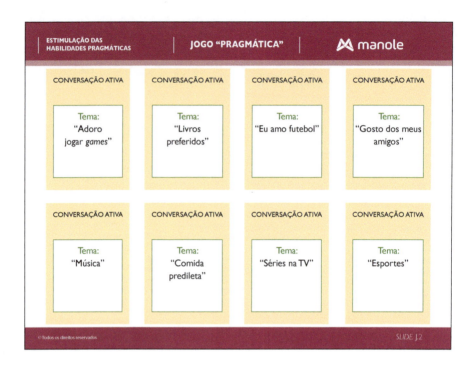

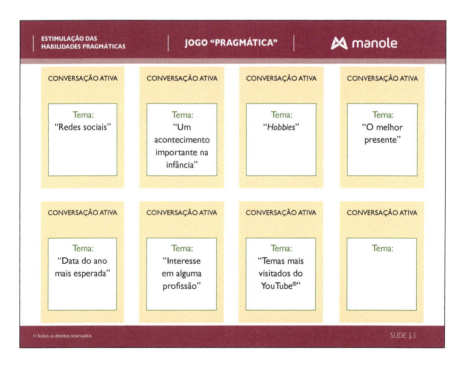

ESTIMULAÇÃO DAS HABILIDADES PRAGMÁTICAS	JOGO "PRAGMÁTICA"	manole

MÍMICA — Imite um apresentador de TV

MÍMICA — Imite um professor

MÍMICA — Imite um feirante

MÍMICA — Imite um jogador de futebol

MÍMICA — Imite seu bicho de estimação

MÍMICA — Imite seu melhor amigo

MÍMICA — Imite um bebê

MÍMICA — Imite um macaco

© Todos os direitos reservados

SLIDE J.4

ESTIMULAÇÃO DAS HABILIDADES PRAGMÁTICAS	JOGO "PRAGMÁTICA"	manole

MÍMICA — Imite um nadador

MÍMICA — Imite um palhaço

MÍMICA — Imite um vendedor

MÍMICA — Imite um passarinho

MÍMICA — Imite um guarda de trânsito

MÍMICA — Imite um cantor

MÍMICA — Imite

MÍMICA — Imite

© Todos os direitos reservados

SLIDE J.5

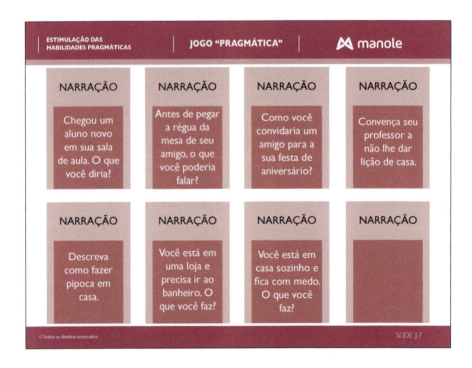